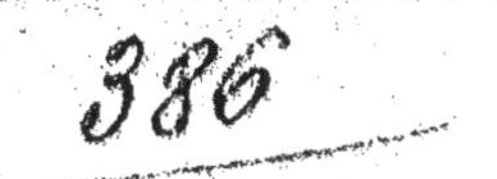 

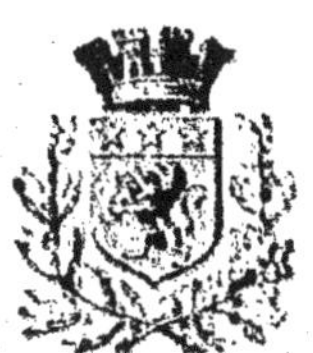

# DE LA RÉSECTION A FROID

DE

# L'APPENDICE VERMICULAIRE DU CŒCUM

DANS

LES APPENDICITES CHRONIQUES A RÉPÉTITION

PAR

## Le D' Edouard CHALLIOL

Médecin stagiaire au Val-de-Grâce

LYON

IMPRIMERIE ALRICY ET PACQUE

Cours Lafayette, 3

1891

# DE LA RÉSECTION A FROID

## DE

# L'APPENDICE VERMICULAIRE DU CŒCUM

### DANS LES APPENDICITES CHRONIQUES A RÉPÉTITION

# DE LA RÉSECTION A FROID

DE

# L'APPENDICE VERMICULAIRE DU CŒCUM

DANS

LES APPENDICITES CHRONIQUES A RÉPÉTITION

PAR

## Le D<sup>r</sup> Edouard CHALLIOL

Médecin stagiaire au Val-de-Grâce



LYON

IMPRIMERIE ALBICY ET PAUQUE

Cours Lafayette, 5

1894

# INTRODUCTION

Nous n'avons pas la prétention de renouveler ici la thérapeutique chirurgicale en ce qui concerne le traitement de l'appendicite à répétition. Notre rôle est plus modeste; nous l'avions bien senti, quand M. le professeur Poncet, dans le service duquel nous étions alors stagiaire, voulut bien nous faire l'honneur de nous confier l'étude de cette question. La résection à froid de l'appendice était connue déjà; elle avait été pratiquée et prônée en Amérique par Porter, Elliot, Cabot; en Suisse, par Reux, de Lausanne; en Allemagne, par Krecke, Leyden; par Quénu et Reclus surtout, en France. Mais les diverses observations publiées sur ce sujet étaient éparses dans la science; nous avons voulu les grouper, les présenter au lecteur de façon à ne laisser aucun doute dans son esprit, ni sur la nature de l'affection dans laquelle l'appendice a été réséqué, ni sur les résultats de l'intervention. Quénu, en effet, dans un court travail communiqué à la Société de chirurgie, en 1892, sur la résection à froid de l'appendice, se bornait à citer le nom des auteurs et le nombre de leurs opérations se chiffrant, du reste, par autant de guérisons. Or, il s'est trouvé, quand nous avons voulu remonter aux sources, que beaucoup de ces résections appendiculaires n'étaient pas des résections à froid; nous les avons, comme de raison, éliminées de notre travail. Aux différents cas recueillis dans les journaux scientifiques, nous avons pu ajouter quelques observations inédites, grâce à l'obligeance, si connue, de M. le professeur Poncet. L'éloge que nous pourrions faire de notre maître, comme savant et comme chirurgien, aurait sans doute bien peu de poids, après les hommages publics que lui ont rendus, en maintes circonstances, les savants français et étrangers. Mais, ce qu'il est donné à tout le monde d'apprécier, ce sont les qualités de cœur, et nous sommes heureux de pouvoir remercier ici M. Poncet de la sollicitude et de la bienveillance constante avec lesquelles il nous a toujours accueilli.

Un autre point que nous avons essayé de traiter, c'est la question du diagnostic différentiel, parfois délicat à faire, entre l'appendicite à répétition et la typlo-appendicite tuberculeuse. M. le professeur agrégé Gangolphe, dont nous sollicitions l'avis sur la résection à froid de l'appendice, nous fit remarquer les difficultés possibles du diagnostic dans ces cas. La question avait été soulevée, du reste, à la Société de chirurgie, par les travaux de Terrier, Pilliet, Reynier, Delorme. Nous avons essayé de démontrer que, presque toujours, un examen complet du malade permet d'affirmer le diagnostic et d'en déduire l'indication de l'intervention.

Nous nous sommes enfin efforcé de montrer que, si le traitement médical et l'expectation peuvent procurer souvent une guérison apparente ou relative de l'appendicite à rechutes, il existe bien des circonstances : âge du sujet, gravité ou fréquence des attaques, influence sur l'état général du malade, profession, situation de fortune, qui forcent en quelque sorte le chirurgien à l'intervention et à la résection de l'appendice.

# DE LA RÉSECTION A FROID

## DE

# l'Appendice Vermiculaire du Cœcum

## DANS

## LES APPENDICITES CHRONIQUES A RÉPÉTITION

## HISTORIQUE

L'appendicite, sous ce nom du moins, est de date récente dans la pathologie, et son histoire, sous les dénominations diverses de tuphlo-enteritis, typhlite, paratyphlite, pérityphlite, ne remonte guère au-delà des premières années de notre siècle.

La première publication sur ce sujet est de 1759. C'est une observation de Mestivier qui fit l'autopsie d'un homme de quarante-cinq ans, entré à l'hôpital Saint-André-de-Bordeaux pour une tumeur de la fosse iliaque droite, fluctuante, qu'on ouvrit et d'où il sortit une pinte de pus. Le malade mourut, et l'on trouva une épingle encroûtée de sels qui avait perforé l'appendice iléo-cœcal.

Plus d'un demi-siècle s'écoule, et, en 1813, Wegeler publie dans le *Journal de Médecine et de Chirurgie* l'observation d'un jeune homme de dix-huit ans qui avait ressenti pendant trois jours de légères coliques, puis une douleur vive, circonscrite dans la fosse iliaque droite, de la constipation, des hoquets, des vomissements porracés, puis fécaloïdes. Il meurt, et l'on trouve une péritonite généralisée, le cœcum gangrené. Le point de départ semblait être l'appendice, rouge, volumineux, et qui contenait plusieurs calculs, dont le plus gros pesait un gramme.

En 1824, Louyer-Villermay publie deux observations analogues.

Jusqu'ici, on s'est contenté de relater les faits sans chercher à les interpréter. Quelle est la pathogénie ? Quel est le siège anatomique de la lésion ? S'agit-il d'une nouvelle entité morbide ?

Le mémoire de Mélier, en 1827, laisse entrevoir une réponse à ces questions. Mélier reprend les observations précédentes, il en ajoute quatre personnelles, et il remarque, parmi les symptômes communs à tous ces malades, l'existence de deux phases distinctes : « Le malade, dit-il en commentant une de ses observations, était sujet à des coliques, il en éprouva pendant quelques jours. Elles cessèrent bientôt complètement, on pouvait le croire guéri. Tout à coup, une douleur vive se fait sentir dans le bas-ventre, suivie des symptômes d'une péritonite intense et de mort en quarante-huit heures. »

Et il interprète ces symptômes : « J'explique, dit-il, ainsi les divers accidents et leur succession. Des matières fécales se sont accumulées dans l'appendice cœcal qui, dilaté petit à petit, s'est enflammé par une sorte d'engouement, puis gangrené et enfin déchiré.

Les premiers accidents, c'est-à-dire les coliques, tenaient probablement à la distension et à l'inflammation de l'appendice. La rupture aura donné lieu à l'épanchement, qui lui-même parait être la cause de la péritonite. »

Il entrevoit même la possibilité d'un traitement chirurgical. Mettez-y le nom et l'appendicite est créée de toutes pièces.

Mais dès lors et jusqu'à ces dernières années, son histoire va parcourir en quelque sorte une phase régressive. Dance, la même année, et Ménière, l'année suivante, font de la tumeur iliaque le point capital de la lésion. Ils accordent bien au cœcum une part dans la genèse des accidents, mais sa tuméfaction n'est qu'une cause prochaine du phlegmon iliaque, toujours lié à une inflammation du tissu cellulaire péri-cœcal. La péritonite devient une complication possible du phlegmon qui peut s'ouvrir soit au-dehors, soit dans l'intestin, soit dans la vessie, soit dans le péritoine, comme il peut aussi et très souvent se terminer par résolution. Le phlegmon péricœcal est, pour eux, analogue au phlegmon périnéphrétique. Golbeck propose la dénomination de pérityphlite, et Burne décrit le syndrome de l'appendicite actuelle sous le nom de tuphlo-enteritis. Mais c'est surtout à Albers de Bonn que l'on doit la description de la typhlite telle qu'elle a été admise par tous les classiques pendant plus de cinquante ans. Il distingue l'inflammation du cœcum des autres variétés d'entéro-colite, il en fait une affection spéciale : la typhlite, dont il reconnaît plusieurs variétés :

1° Une typhlite stercorale, mécanique ;

2° Une typhlite simple, inflammatoire ;

3° Une pérityphlite, par propagation de l'inflammation cœcale au tissu cellulaire voisin ;

4° Une typhlite chronique à marche torpide.

Albers trouve bien çà et là quelques adversaires peu écoutés, Grisolle, Munchmeyer, Béhier, mais il faut arriver à l'année 1885 pour entrer dans une phase nouvelle de cette histoire. Après Bardeleben, Luschka, Henle, Trèves vient démontrer que, dans la grande majorité des cas, le cœcum est complétement enveloppé par le péritoine, comme la pointe du cœur par le péricarde, et Tuffier, Maurin, en France, vérifient et confirment par l'examen de plus de deux cents sujets l'exactitude de la description anatomique de Trèves. Donc, la pérityphlite ne peut pas être l'inflammation du tissu cellulaire péri-cœcal, comme le voulait Ménière.

Bien plus, la lésion le plus souvent ne siège même pas au niveau du cœcum, ce n'est pas une typhlite, mais une appendicite, et les chirurgiens américains : Fitz, Weir, Bull, Smith, Sands, Trèves, West, par leurs interventions précoces et par des autopsies multiples montrent que le point de départ matériel est presque toujours une inflammation de l'appendice. Et Brenner, Einhorn, Kraft, en Allemagne ; Roux (de Lausanne), en Suisse ; Talamon, Maurin, Rocheron, Reclus et tant d'autres, en France, se rangent de jour en jour à cette nouvelle doctrine. On ne nie pas, sans doute, la possibilité d'une typhlite stercorale, par exemple, ou d'une typhlite symptomatique : typhlite dysentérique, typhoïde, tuberculeuse ou cancéreuse. Nous verrons même que le diagnostic différentiel entre la typhlite et l'appendicite à rechutes qui nous occupe est parfois délicat et pourtant important à faire au point de vue du pronostic et du traitement. Mais on doit admettre aujourd'hui que l'affection connue autrefois sous le nom de typhlite stercorale, typhlite simple, est une appendicite, qui peut se terminer par une perforation de l'appendice. Cette perforation peut donner lieu, et c'est malheureusement trop fréquent, à une péritonite généralisée, presque toujours mortelle ; mais il peut aussi se produire des adhérences qui limitent l'inflammation de la séreuse, et forment en quelque sorte un flegmon péritonéal circonscrit, ce qu'on appelait autrefois une pérityphlite, dénomination qu'on pourrait conserver aujourd'hui, ou remplacer par celle de péri-appendicite, à la condition de bien faire remarquer, que, sauf exception, la lésion inflammatoire ou purulente siège, non dans le tissu cellulaire sous-péritonéal, mais dans le péritoine lui-même.

## DÉFINITION DE L'APPENDICITE A RÉPÉTITION OU A RECHUTES

Nous ne nous arrêterons pas à l'anatomie et à la physiologie de l'appendice. Des travaux considérables ont été publiés sur ce sujet, qu'il nous suffise de citer les mémoires de Clado, de Trèves, de Tuffier, de Poncet et Jaboulay. Nous insisterons davantage sur la pathologie de cet organe pour bien montrer ce que nous entendons par appendicite à répétition, et dans quels cas nous conseillons la résection à froid de l'appendice. Talamon a donné une bonne description clinique des différentes formes d'appendicite. Tel malade raconte qu'il se portait bien, quand tout à coup, à la suite d'une fatigue, d'un excès de table, il a ressenti une violente douleur dans la fosse iliaque droite, il a des vomissements bilieux ou alimentaires,

un peu de fièvre, et la palpation de la région iliaque
est très douloureuse, parfois impossible. Le médecin
consulté a donné un traitement convenable : opium à
l'intérieur, un révulsif sur le point douloureux, du lait
ou du café au lait comme aliment, et les symptomes
s'amendent progressivement jusqu'à complète guérison. C'est la solution la plus favorable. Mais parfois
la marche de l'affection est autrement alarmante. Le
traitement médical est impuissant. La douleur iliaque augmente d'intensité, les vomissements devien-
nent porracés ou même fécaloïdes, la température
monte et tout d'un coup surviennent les symptomes
d'une péritonite généralisée, le facies se grippe, les
extrémités se refroidissent et le malade meurt avec
une rapidité souvent surprenante ; ou bien la péritonite, au lieu de se généraliser, se circonscrit par la
formation de néo-membranes, ou par l'existence
antérieure d'adhérences entre l'appendice et les organes voisins. La palpation révèle la présence d'une
tumeur fluctuante dans la fosse iliaque droite ; un
abcès péritonéal enkysté se trouve constitué, laissant
toujours planer sur le malade la menace d'une ouverture possible de l'abcès dans la grande cavité péritonéale, infailliblement suivie d'une péritonite diffuse
aiguë, en quelque sorte secondaire.

D'autres fois, et la variété que nous allons décrire
est importante à cause de sa confusion possible avec
l'appendicite à répétition, l'affection présente une
marche subaiguë, presque chronique. Le malade se
plaint d'une douleur vague au niveau de son appendice, douleur réveillée par la pression ; il y a

parfois une contracture des muscles de la paroi abdominale gênant la palpation profonde; on peut cons-
tater un empâtement de la région péricœcale, quelques
troubles dans les fonctions intestinales, de la constipation ou de la diarrhée, et de temps en temps des
poussées inflammatoires pouvant faire songer à une
appendicite aiguë ou à une rechute d'appendicite à
répétition. Mais ce qui distingue les deux affections,
c'est que dans l'appendicite à forme subaiguë, les
symptômes, quoique atténués, subsistent néanmoins;
la douleur peut toujours être réveillée par la pression
ou la palpation profonde de la fosse iliaque droite; le
malade se sait malade; tandis que dans l'appendicite
à rechutes proprement dite, le malade se croit complétement guéri dans l'intervalle des crises; il ne l'est
pas au point de vue anatomique, et si l'on pratique à
ce moment la résection de son appendice, on constate
des lésions d'appendicite chronique : épaississement
interstitiel des parois, dilatation ampullaire de la
cavité, inflammation chronique de la muqueuse,
tantôt provoquée par la présence d'un calcul stercoral
ou d'un corps étranger, tantôt sans cause connue ;
mais les symptômes sont amendés, la douleur n'existe
plus même à la pression, tout au plus peut-on quelquefois noter à la palpation profonde de la fosse
iliaque droite l'existence d'un petit cordon dur, au
niveau de l'appendice. Très souvent, d'ailleurs, ces
appendicites subaiguës de Talamon devraient être
séparées et différenciées par un examen minutieux des
lésions appendiculaires. C'est, en effet, dans ce cas
surtout, que l'on peut confondre des ulcérations, voire

même une infiltration tuberculeuse du cœcum et de
son appendice, avec l'affection inflammatoire banale
de cet organe. On serait tenté alors de proposer au
malade une intervention chirurgicale qui aurait bien
peu de chances de succès, car il est rare que les lésions
tuberculeuses de l'intestin soit exactement limitées au
cœcum et à son appendice. La récidive serait pour
ainsi dire fatale, l'opération inutile, et un bon traitement médical seul indiqué. Il en est tout autrement
dans l'appendicite à répétition. Ici, le malade raconte
qu'il a déjà présenté plusieurs fois les symptômes de
l'appendicite aiguë : douleur iliaque, vomissements,
fièvre, constipation opiniâtre. Les crises ont duré
chaque fois un temps variable, de quelques heures
à plus d'un mois. Sous l'influence d'un traitement
médical, sans aucun traitement parfois, la guérison
est survenue, tantôt progressive, très lente, le plus
souvent complète en quelques jours. Puis, au bout
d'un mois, ou de quelques mois, ou de quelques
années, nouvelle crise, identique à la première, n'en
différant guère que par l'intensité des symptômes,
quelquefois atténués, le plus souvent aggravés. Et le
malade a eu ainsi deux, trois, dix, vingt, parfois un
nombre très considérable de crises, et il vient nous
consulter, soit parce que le grand nombre des crises
est pour lui une cause d'inquiétude perpétuelle, soit
parce que ces crises devenant de plus en plus violentes, il redoute une terminaison fatale.

Quelle est donc la pathogénie et le mécanisme de ces accidents? Quelles sont les lésions de l'appendicite à rechutes? Est-elle une affection nettement déterminée, toujours identique à elle-même, ou peut-elle être le résultat de causes diverses? Nous allons voir que c'est à cette dernière interprétation que nous devons nous arrêter.

Et d'abord, faut-il, avec Talamon, distinguer l'appendicite à rechutes vraie des formes récidivantes de l'appendicite aiguë? Nous ne le croyons pas. De ce qu'une rechute ne se produit qu'au bout de plusieurs années, s'ensuit-il que la cause des deux crises ne soit pas la même? S'ensuit-il que les lésions d'appendicite chronique, que l'on trouve dans toutes les appendicites à répétition, n'existent pas ici? Bien au contraire, parmi les observations que nous allons citer tout à l'heure, il en est dans lesquelles l'intervalle entre deux attaques a été d'un an, de deux ans, et où l'opération, pratiquée à froid, a montré une inflammation interstitielle chronique des parois appendiculaires, avec ou sans calcul stercoral dans la cavité. Sans doute, il pourrait se faire que deux attaques d'appendicite aiguë chez le même sujet n'eussent aucune relation entre elles, mais c'est une pure hypothèse, et l'on ne peut pas en conclure que, pour qu'il y ait appendicite à répétition, il faut que les crises se succèdent à de très courts intervalles de temps.

Si nous examinons un appendice réséqué dans une période d'accalmie, nous constatons toujours des lésions inflammatoires dans l'épaisseur des parois. Tantôt c'est une desquamation partielle de la couche épithéliale de la muqueuse, un commencement d'ulcération, pouvant aboutir quelque jour à une perforation. Tantôt, et même quand la muqueuse est intacte, on trouve la sous-muqueuse, et parfois la musculeuse, infiltrées de petites cellules rondes, qui ne sont autres que des leucocythes. Tantôt c'est la couche musculaire qui est atteinte, la fibre musculaire est dégénérée et remplacée par un tissu de sclérose, une tunique fibreuse tendant à se substituer à une tunique musculaire. C'est ici, du reste, un procédé de guérison naturelle de l'appendicite, la paroi sclérosée offrant une résistance beaucoup plus grande aux agents de destruction. Nous avons pu en voir un très bel exemple dans le laboratoire de clinique chirurgicale de M. Poncet, dirigé par M. Dor.

La cavité de l'appendice est quelquefois normale, il peut exister alors une coudure donnant lieu à des phénomènes de compression auxquels sont probablement liés les phénomènes inflammatoires. Mais, le plus souvent, la cavité est agrandie, dilatée en un ou plusieurs points, l'appendice est en forme de battant de cloche, ou en forme de fuseau, ou en forme de sablier. Dans la portion dilatée, on peut trouver un calcul stercoral ou un corps étranger, un noyau de cerise par exemple, et c'est évidemment là la cause première des accidents, mais il existe aussi des cas où l'on ne trouve rien, où la cause de l'inflammation paraît être purement infectieuse. On a même vu se développer, à la suite de cas de ce genre, des péritonites aiguës généralisées, sans perforation de l'appendice. C'est ce que M. le professeur Poncet a appelé l'appendicite infectieuse aiguë. Il semble qu'il existe aussi une appendicite infectieuse à répétition. Stimson, sur dix appendices excisés par lui, en a trouvé huit sans corps étranger ni concrétion fécale ; il en était de même dans plusieurs de nos observations.

Quant au mécanisme des accidents, deux cas sont à considérer. Ou bien il y a eu perforation de l'appendice au cours d'une attaque, formation d'un foyer de péritonite qui, bien limité par des adhérences, a évolué vers la guérison. On peut alors, avec Kümmel, comparer l'appendice à la trompe de Fallope dans les salpingites à répétition. La cavité appendiculaire se distend peu à peu et se vide de temps en temps dans le péritoine, provoquant une petite poussée nouvelle de péritonite. Ou bien il n'y a pas de perforation. Les rechutes peuvent tenir à une disposition anatomique particulière : une insuffisance de la valvule de Gerlach, par exemple, si l'on admet son existence niée par Clado ; ou des dimensions anormales de l'orifice appendiculo-cœcal, permettant aisément le passage dans la cavité appendiculaire de petites concrétions fécales, de calculs biliaires, de corps étrangers quelconques, donnant lieu aux symptômes de l'appendicite aiguë.

Il nous semble difficile d'admettre avec Talamon, des coliques appendiculaires, analogues aux coliques hépatiques ou néphrétiques. En effet, outre que celles-ci aboutissent très rarement à la perforation du cholédoque ou de l'uretère, tandis que la perforation est pour ainsi dire la règle, le résultat fatal de ces prétendues coliques appendiculaires, la théorie de Talamon ne nous expliquerait pas comment on peut trouver dans l'appendice un calcul, qui a manifestement provoqué plusieurs attaques, que l'on a pu percevoir et diagnostiquer à la palpation dans l'intervalle des crises (observ. XIV). L'intestin aurait donc réagi par accès, et provoqué, par la contracture spasmodique de ses parois musculaires, des crises de coliques auxquelles auraient succédé des intervalles d'accalmie complète ! Sans doute il y a des accès de coliques néphrétiques, mais qu'indiquent ces accès, sinon que le calcul a été évacué et qu'un autre est venu le remplacer ? Or, ici, le calcul stercoral a manifestement persisté dans l'intervalle des crises ; donc, le mécanisme est tout autre. On pourrait supposer qu'il provoque alors une irritation chronique des parois, que sous des influences diverses et particuliérement celle du milieu, des germes infectieux peuvent, à un moment donné, déterminer une poussée inflammatoire intra-appendiculaire, et ainsi, qu'il y ait ou non une concrétion fécale enclavée dans l'appendice, la pathogénie des attaques est identique, c'est une appendicite infectieuse. Par quel concours de circonstances, dans quelles conditions, les germes contenus normalement dans l'intestin et dans l'appendice deviennent-ils pathogènes ? c'est là une question bien difficile sinon impossible à résoudre; ces conditions peuvent varier avec chaque cas particulier, et la localisation de l'infection au niveau de l'appendice est suffisamment expliquée par l'état d'irritation chronique des parois, entretenu par la présence du corps étranger.

Dans une récente communication à l'Académie de médecine (séance du 14 novembre 1894), *sur la résection à froid de l'appendice vermiculaire dans les appendicites à rechutes*, M. Poncet a précisément insisté sur la pathogénie de ces rechutes. Il pense qu'il s'agit d'un foyer pathologique mal éteint, susceptible de se réveiller, sous l'influence d'une cause occasionnelle quelconque, plus ou moins nettement appréciable. (*Mercredi médical*, 5 décembre 1894.)

## SYMPTOMES — DIAGNOSTIC DIFFÉRENTIEL — PRONOSTIC

Quelle que soit, du reste, la pathogénie de l'affection, les symptômes sont toujours les mêmes. Ils sont trop connus et trop caractéristiques pour qu'on hésite longtemps sur le diagnostic ; nous nous contenterons de les résumer brièvement. Le malade a eu plusieurs crises, toutes ont débuté brusquement, au cours d'une santé à peu près parfaite, par une douleur violente, paroxystique, partant de la fosse iliaque droite pour s'irradier à tout l'abdomen ; il y a souvent des hoquets, des nausées, des vomissements, des phénomènes de paralysie intestinale qui se traduisent par une constipation opiniâtre ; un état syncopal qui peut faire craindre pour la vie du malade ; la température peut rester normale, et nous avons vu des exemples de crises apyrétiques, mais le plus souvent elle monte à 38° ou 39°. La pression détermine une vive douleur au niveau du cœcum et de son appendice. Il peut y avoir ballonnement du ventre, contracture des muscles de la paroi abdominale empêchant toute palpation profonde, mais souvent la percussion et la palpation font reconnaitre le cœcum vide et le colon ; puis, au-dessous et dans le prolongement du cœcum, un cordon dur et allongé, de la grosseur d'une plume d'oie, et qui peut être l'appendice, ou bien une bride épiploïque fixée par des adhérences. Enfin, parfois, on sent un empâtement profond de la région iliaque droite : ce sont les cas où l'appendice perforé donne lieu à des poussées de péritonite adhésive.

Avec quoi pourrait-on confondre l'appendicite à répétition ? Nous avons fait rentrer dans le cadre de l'affection qui nous occupe les prétendues récidives d'appendicite aiguë, il n'y a donc pas lieu de faire en ce sens un diagnostic différentiel. Du moment qu'un malade a eu deux appendicites aiguës, qu'on explique chez lui les rechutes par une inflammation chronique à poussées aiguës ou par une tendance, une prédisposition naturelle due à une constitution anatomique particulière, le résultat matériel et pratique reste le même dans les deux cas et pour le malade et pour le chirurgien.

Chez une femme, on pourrait songer à une salpingite ou à une ovarite ; un examen local minutieux dissipera toujours les doutes.

Nous citons plus loin l'observation d'une fillette chez laquelle l'appendicite diagnostiquée par M. le professeur Poncet avait été prise jusque-là pour une coxalgie. Il s'agit ici d'un cas particu-

lier où la confusion s'explique. La douleur abdominale, par un phénomène réflexe, avait provoqué
la contracture des adducteurs en même temps que
celle des muscles de la paroi abdominale ; il y avait
par suite une gêne notable dans les mouvements
articulaires de la hanche et une claudication légère.
M. Nélaton a rapporté à la Société de chirurgie un
cas de ce genre dans lequel l'extension continue
avait même été pratiquée. C'est là en somme une
exception, et l'examen attentif de l'articulation d'une
part, de la région iliaque d'autre part, permettent
d'éviter aisément l'erreur.

Dans les cas où l'appendice perforé donne lieu de
temps en temps à des phlegmons péritonéaux enkystés,
la confusion serait possible avec un de ces abcès qui
siègent dans la fosse iliaque interne et qui peuvent
provenir, soit de l'atmosphère graisseuse péri-néphré-
tique, soit d'une lésion osseuse tuberculeuse de la
colonne vertébrale ou de la crête iliaque. Cependant,
les commémoratifs et l'étude du siège précis de la
collection purulente, de sa profondeur, de ses rapports
avec les organes voisins : reins, vertèbres, crête
iliaque, éclairent suffisamment sur la nature de l'affection. L'abcès appendiculaire siège toujours, au début
du moins, vers le milieu de la ligne ilio-ombilicale, il
n'est séparé de la main qui l'explore que par la paroi
abdominale antérieure et l'épiploon parfois épaissi ;
l'abcès iliaque, au contraire, est au début situé très
profondément, en arrière de toute la masse intestinale
qu'il faut refouler pour arriver à percevoir une fluctuation rarement nette à cette période. S'il vient à

pointer dans la fosse iliaque droite, c'est en repoussant le péritoine en haut, et le pus vient alors se collecter parallèlement à l'arcade de Fallope et immédiatement au-dessus d'elle.

Il existe pourtant une affection capable d'induire en erreur un praticien même expérimenté, nous voulons parler de la tuberculose intestinale plus spécialement localisée au cœcum et parfois à l'appendice. L'erreur a dû être commise bien souvent et n'a pas un bien grave inconvénient quand le traitement médical seul est institué. Mais c'est, pour le chirurgien qui la commet, une certitude presque absolue d'insuccès. On propose une opération, on réséque l'appendice, et, quelques semaines, quelques mois après, on apprend que le malade a présenté à nouveau tous les symptômes d'une appendicite aiguë, laquelle peut être enrayée par un traitement médical, ou opérée à nouveau, et conduit inévitablement à la mort du malade au bout d'un temps plus ou moins long. A l'autopsie, on constate des ulcérations tuberculeuses du cœcum, et parfois de l'intestin grêle, à moins que, la mort étant survenue dans une poussée aiguë de tuberculose abdominale, on ne trouve une infiltration tuberculeuse généralisée à tout l'intestin et au péritoine.

Lors de la discussion soulevée à la Société de chirurgie, en 1892, par M. Reclus, au sujet de l'appendicite et de son traitement, M. Terrier a été le premier à signaler un cas de ce genre, et bien d'autres à sa suite : MM. Bouilly, Reynier, Richelot, Delorme, Reclus lui-même, sont venus donner une triste confirmation des déplorables résultats opératoires dans l'appendicite ou la typhlite tuberculeuse.

Le diagnostic différentiel entre les deux affections est-il donc impossible ? Nous ne le croyons pas, dans la grande majorité des cas tout au moins. Et d'abord, les lésions tuberculeuses du cœcum sont rarement isolées, elles coïncident le plus souvent avec une tuberculose intestinale reconnaissable à ses signes particuliers. La douleur n'est plus localisée exactement à la fosse iliaque droite, elle peut être réveillée par la pression dans tous les points de l'intestin qui présentent des ulcérations ; il y a des selles sanguinolentes ou du melœna ; il peut y avoir de la tuberculose des ganglions mésentériques ; il peut y avoir surtout — et c'est ici que l'importance de l'auscultation est démontrée pour le chirurgien aussi bien que pour le médecin — il peut y avoir des lésions tuberculeuses des poumons. Les malades ont, en outre, un facies caractéristique, de l'amaigrissement, des sueurs nocturnes, tout le syndrome clinique de la tuberculose.

Mais plaçons-nous dans les conditions les plus défavorables ; supposons que l'auscultation des poumons n'ait révélé aucun foyer tuberculeux, que la douleur abdominale et les lésions paraissent bien circonscrites au voisinage du cœcum, que rien dans les antécédents, dans l'aspect, dans l'état général du malade ne nous autorise à penser à la tuberculose. Etudions les commémoratifs. Dans l'appendicite, le début est toujours brusque, des coliques plus ou moins violentes survenant tout à coup et se localisant bientôt dans la fosse iliaque droite où la douleur est très vive, spontanée, avec des irradiations paroxystiques dans tout l'abdomen. La tuberculose cœcale ou appendiculaire, au contraire, est une affection dont la marche a été très lente, le début insidieux ; le malade ressentait une douleur sourde, assez vague, au niveau du cœcum, et ce n'est qu'après plusieurs semaines, plusieurs mois quelquefois, qu'une poussée aiguë est survenue, ou une perforation, quoiqu'elles soient assez rares consécutives à des ulcérations tuberculeuses, poussée aiguë qui a donné lieu à des symptômes analogues à ceux de l'appendicite vulgaire.

Étudions maintenant les symptômes. Sans doute la plupart d'entre eux concordent. Que l'on ait affaire en effet à une tuberculose aiguë du cœcum ou à une lésion inflammatoire banale, la douleur, les vomissements, la fièvre, l'état syncopal sont des symptômes communs dans les deux cas. Il en est un pourtant qui peut aider à faire le diagnostic différentiel, non qu'il soit constant mais fréquent, et il peut être utile de le noter. L'appendicite coïncide presque toujours avec une constipation opiniâtre, tandis que la typhlo-appendicite tuberculeuse est assez souvent accompagnée de diarrhée. Nous l'avons plusieurs fois remarqué dans les observations qui ont été publiées et où une erreur de diagnostic avait cependant été commise ; nous n'oserions pourtant pas en faire un criterium certain de tuberculose.

Un autre signe, qu'a indiqué M. le professeur Delorme dans une communication à la Société de Chi-

rurgie, consiste en une sensation de dureté particulière de la portion terminale de l'intestin grêle. C'est
là en effet un signe d'ulcérations circulaires tuberculeuses.

Nous croyons donc qu'un examen minutieux et
complet du malade permettra presque toujours de
distinguer une poussée tuberculeuse d'une appendicite
à répétition. Le chirurgien déduira de son diagnostic
les indications opératoires. Il est bien rare, en effet,
qu'on puisse espérer un bon résultat de l'intervention
dans la typhlite tuberculeuse. Les lésions ici ne peuvent être assimilées à une tuberculose locale, elles
s'étendent ou à l'intestin ou aux ganglions, et la
moindre incision aboutit le plus souvent à la formation d'une fistule permanente.

Le diagnostic est posé ; nous sommes bien en présence d'une appendicite à répétition. Devons-nous
intervenir ? ou nous bornant à un traitement palliatif
des crises, vaut-il mieux attendre dans l'espoir d'une
guérison naturelle définitive ? Les avis sont encore
partagés sur la conduite à tenir. Les médecins, et
quelques chirurgiens avec Berger, pensent que l'expectation est souvent plus prudente, que le malade,
soumis à un régime convenable a quelque chance de
voir les crises s'espacer et s'atténuer progressivement ;
ils croient même avoir observé des cas de complète
guérison. Et cependant, si l'on consulte la littérature
médicale de ces dernières années, on peut voir que le
nombre des partisans de l'intervention augmente de
jour en jour. Les médecins eux-mêmes se rangent à
l'avis des chirurgiens et conseillent la résection de

l'appendice comme cure radicale. Nous avons assisté
à une clinique médicale de l'Hôtel-Dieu de Lyon, où
M. le professeur agrégé Roque a préconisé l'intervention surtout dans les appendicites à rechutes.
C'est qu'en effet le pronostic en est des plus sombres.
Presque tous ceux qui ont été à même de suivre les
malades un temps suffisamment long s'accordent à le
dire. Ecoutons Krecke :

« Les pérityphlites à répétition sont justiciables
« de l'opération, elles sont généralement la consé-
« quence d'une appendicite chronique catarrhale et
« ulcéreuse qui s'accompagne d'adhérences périto-
« néales, et ne guérissent que par l'extirpation de
« l'appendice malade. »

Et Reclus, dans la *Revue de Chirurgie* : « Si des
« récidives fréquentes font craindre une rupture,
« comme nul ne peut mesurer d'avance la gravité
« des accidents consécutifs, l'intervention est alors
« indiquée. »

Et Leyden à la Société de médecine interne de
Berlin est encore plus catégorique. Il estime que
l'opération est surtout indiquée dans les formes récidivantes *auxquelles les malades finissent toujours
par succomber.*

## TRAITEMENT

———

Et pourtant quelques médecins, quelques chirurgiens même, redoutent l'intervention, ou n'osent la conseiller. Existe-t-il donc un autre traitement ?

Il y a sans doute le traitement médical, palliatif. Autrefois, au temps de la typhlite stercorale, le principal symptôme à combattre était la constipation ; on administrait purgatif sur purgatif. Le malade guérissait quelquefois par un hasard extraordinaire, ou mourait le plus souvent des suites d'une perforation appendiculaire avec les symptômes d'une péritonite suraiguë. Aujourd'hui qu'il est admis que l'appendice seul est le plus souvent en cause, que le grand danger de l'affection est justement une perforation de ce processus et les complications ultérieures, les purgatifs sont proscrits, on donne au contraire de l'opium ou de la morphine pour immobiliser l'intes-

fin, on nourrit le malade soit avec des aliments liquides, soit par des lavements nutritifs ; on fait de l'antisepsie intestinale, de la révulsion, et l'on attend. Les
symptômes s'amendent, nous voulons bien en conve-
nir, le plus souvent. Mais la guérison est-elle complète? Pas le moins du monde. Il suffit de jeter un
coup d'œil sur toutes nos observations pour voir que
toutes les attaques ont été traitées de la sorte, que le
traitement médical, en somme, a réussi là chaque
fois, mais que l'affection elle-même n'a pas guéri,
puisqu'il est resté la tendance aux rechutes qui a
nécessité la résection. Et si l'on consulte les revues
chirurgicales françaises ou étrangères, combien d'insuccès à l'actif de cette méthode, combien de morts
pour une guérison! Jalaguier a pratiqué 14 laparotomies pour péritonites généralisées à la suite de
perforations appendiculaires, il a eu 12 décès. Berger dans les mêmes conditions a eu 4 décès sur 4
laparotomies ; et il nous serait aisé de donner des
chiffres accablants ; la mort est la règle si la perforation donne lieu à une péritonite généralisée, ce qui
est malheureusement trop fréquent. Donc il est des
cas où le traitement médical est insuffisant, ce sont
les cas où la perforation est imminente. Nous
avouons qu'il est impossible de prédire s'il y aura ou
non une perforation et à quel moment elle se produi-
ra ; certains malades l'ont dès leur première attaque ;
d'autres, opérés après des crises nombreuses, ne présentent ni perforation ni même ulcération.

Nous ne voulons certes pas préconiser la résection
de l'appendice comme un traitement préventif de

l'appendicite à rechutes, en faire l'analogue de la circoncision. Sans doute, lors d'une première crise, on devra se contenter de surveiller attentivement le malade, en se tenant prêt à intervenir si une douleur vive subite, *en coup de foudre* selon l'expression de Roux, venait avertir que la perforation s'est produite.

Si le malade a déjà présenté une ou plusieurs crises, si l'intervention est décidée, bien qu'il n'y ait pas de fluctuation, pas d'empâtement dans la fosse iliaque droite, pas de collection purulente, à quel moment doit-on la faire ? Faut-il opérer en pleine crise ? Vaut-il mieux, au contraire, attendre la fin des symptômes aigus et opérer à froid ? Dennis est à peu près le seul partisan de la première opinion. Nous exceptons, bien entendu, les cas où l'opération est alors indiquée d'urgence, quand un foyer purulent s'est développé autour de l'appendice, quand les symptômes s'aggravent et que la température s'élève. Tout le monde est d'accord là-dessus. Mais quand les crises sont d'intensité moyenne, quand les opiacés suffisent à enrayer la marche des accidents, si l'on veut néanmoins pratiquer une cure radicale, il n'y a qu'une voix parmi les chirurgiens : il vaut mieux attendre une période de santé parfaite, parce que l'état général du malade lui permet de mieux supporter le shock opératoire, parce que l'intervention au sein de tissus déjà enflammés rend plus aisément possible une infection post-opératoire, parce qu'enfin la recherche de l'appendice qui est parfois pénible à l'état normal, serait presque impossible dans les cas où il existe des lésions inflammatoires du péritoine et de l'épiploon, lésions circonscrites que l'on pourrait craindre de voir se généraliser à la suite de manœuvres plus ou moins longues et plus ou moins brutales.

Donc, la résection à froid de l'appendice est la méthode de choix. Quelles en sont les indications?

Doit-on tenir compte du nombre des récidives et établir en principe qu'il faut opérer après trois rechutes, par exemple? Ce serait évidemment absurde. Il est des cas où l'on doit intervenir après la première rechute, quand les phénomènes ont évolué d'une façon tellement inquiétante que la vie du malade a été sérieusement menacée ; il est d'autres cas où l'on peut à la rigueur se dispenser d'une opération, bien que les rechutes soient fréquentes, si elles sont bénignes, peu douloureuses et de courte durée, et si le malade peut s'astreindre à un régime alimentaire particulier et à toutes les règles d'une hygiène sévère. On pourrait tenir compte dans les indications opératoires, comme le veut M. Quénu, des signes fournis par la palpation dans l'intervalle des crises. S'il reste u cordon induré au niveau de l'appendice, ou des calculs comme dans l'observation XIV, ou un empâtement de la région péri-appendiculaire pouvant faire craindre de nouvelles poussées inflammatoires, il faut proposer la résection. Mais en pratique, ce dont il faudra tenir tenir compte le plus souvent, les arguments qui plaideront le plus en faveur de l'intervention, ce sont les conditions particulières ou sociales dans lesquelles se trouve le malade. Telle fillette de douze ans a déjà eu quatre crises, elle souffre dans le ventre chaque fois qu'elle va à la selle. C'est, en

somme, une infirmité, qu'on pourrait négliger chez
un vieillard, mais à laquelle il faut remédier chez une
enfant de cet âge.

La gravité ou la fréquence des attaques est aussi
une indication d'intervenir, celle-ci par l'inquiétude
continuelle du malade pouvant aboutir à la neurasthé-
nie, celle-là par le danger de mort qui menace le
sujet à la prochaine récidive.

Nous citons l'observation d'un malade, voyageur
de commerce, qui avait présenté plusieurs crises d'appendicite, et que sa profession exposait à se trouver,
au cours d'une crise nouvelle, privé des ressources
de l'art. Il demanda la résection de son appendice,
et pouvait-on la lui refuser?

Enfin, comme l'a fort bien dit M. Quénu, il n'est
pas loisible à tout individu d'avoir à se préoccuper
constamment de son cœcum. La situation de fortune,
les obligations d'un métier peuvent entraîner le
malade à des écarts de régime qui se traduisent par
des crises nouvelles. Le traitement médical est long,
coûteux et quelquefois impuissant; même quand il
réussit, Reclus l'a dit avec raison, guérison médicale
est loin de signifier guérison définitive.

On a prétexté que les difficultés opératoires étaient
parfois considérables, qu'on s'exposait à rechercher
inutilement l'appendice, ou, en rompant les adhérences
qu'il pouvait contracter avec des organes importants:
ovaires, intestin grêle, vaisseaux iliaques, exposer
le malade à des désordres plus graves que l'affection
primitive. Sans doute il existe des cas de ce genre,
mais il est à remarquer qu'on n'en trouve guère

d'exemples que dans les opérations pratiquées au cours d'une inflammation aiguë, l'ouverture d'un abcès péritonéal, par exemple, et que c'est précisément pour réduire à leur minimum les difficultés opératoires qu'on propose l'intervention à froid, alors que les tissus normaux permettent de voir nettement les organes et leurs connexions. Les progrès de l'asepsie et de l'antisepsie autorisent à se donner un jour suffisant, à éclairer le champ opératoire, et le chirurgien expérimenté peut ainsi côtoyer le danger en sécurité.

On a fait valoir aussi la possibilité d'une hernie ventrale consécutive à la laparotomie, surtout quand on emploie l'incision iliaque de Roux. Mais l'argument est de peu de valeur, depuis qu'il est passé dans la pratique courante de nos hôpitaux de faire la suture à trois étages de la paroi abdominale; et le port d'une ceinture serait du reste une précaution préventive peu gênante.

Quant au manuel opératoire de la résection à froid de l'appendice, nous allons indiquer la technique suivie par M. le professeur Poncet :

Incision iliaque externe de Roux, de six à huit centimètres de longueur, comprenant la peau, l'aponévrose et les muscles.

Ponction et section du péritoine, dont les lèvres sont maintenues avec des pinces.

Puis, en ce qui concerne la résection de l'appendice, dans un premier temps on étreint avec des pinces hémostatiques, et suivant sa longueur, le méso-appendice, et on le sectionne à trois ou quatre millimètres au-dessous de cet organe ainsi libéré dans toute sa longueur.

Dans un deuxième temps, on procède à la ligature en chaîne au-dessous de la pince du méso-appendice, et, pour mieux assurer l'hémostase, suture en surjet sur les bords de ce méso.

Troisième temps enfin : section de l'appendice entre deux pinces à trois ou quatre millimètres de son abouchement avec le cœcum. La section est pratiquée au ras des pinces inférieures et les pinces sont distantes de cinq ou six millimètres. On peut encore et mieux, placer, au lieu de pinces au voisinage de l'embouchure dans le cœcum, une ligature sur l'appendice à la soie fine ou au catgut, ligature modérément serrée pour éviter le sphacèle.

Double ou triple suture de Lembert sur le moignon après désinfection de sa cavité par le thermo-cautère ou une solution phéniquée forte.

Suture en étages de la paroi abdominale.

En résumé, nous pensons que le seul traitement de l'appendicite chronique à rechutes est le traitement chirurgical dans lequel on aborde directement la lésion ; c'est du reste l'opinion de M. Poncet qui l'a développée devant l'Académie de médecine en relatant six observations de résection à froid de l'appendice pour appendicite à rechutes, lui ayant donné six guérisons.

Le traitement idéal de l'appendicite à répétition est certainement l'ablation du corps du délit, c'est-à-dire, dans tous les cas, la résection de l'appendice. C'est le but que le chirurgien se propose d'atteindre par la laporotomie, reste à savoir si cette résection appendiculaire est toujours possible, autrement dit si elle peut être effectuée sans danger. La question est assez délicate à résoudre, car il s'agit là, somme toute, d'un point de technique opératoire, et tel chirurgien croit rencontrer des difficultés insurmontables, mettant la vie de l'opéré en danger, là où tel autre, plus expérimenté ou plus rompu à ce genre d'opérations abdominales, ne trouve pas de contre-indication à une opération radicale.

D'après certaines observations, il est tout au moins permis de croire que la recherche systématique de l'appendice au milieu d'adhérences étendues, résistantes, dans les appendicites à rechutes, peut non-seulement présenter de très grandes difficultés, mais surtout faire courir des dangers réels au malade. C'est en tenant compte de ces faits que M. Poncet, qui est toujours partisan de l'opération dans les appendicites à rechutes, conseille, suivant les cas, de modifier le plan opératoire d'après les constatations faites pendant le cours de l'opération.

Toutes les fois que l'appendice pourra être enlevé sans danger, on devra procéder à la résection. Dans le cas contraire, la laparotomie iliaque, les manœuvres chirurgicales qui ont pour but la découverte et la libération de l'appendice seront loin d'avoir été inutiles. M. Poncet a vu deux fois la guérison définitive succéder à une telle opération incomplète, et M. Quénu, dans le *Mercredi médical*, a relaté une observation du même genre, où, chez un enfant, la déchirure des adhérences et la libération du cœcum a donné une guérison complète.

A propos de cette question du traitement, nous sommes heureux de reproduire quelques fragments d'une lettre que nous recevons de M. le professeur Roux, de Lausanne, à qui nous nous étions adressé d'autant plus volontiers que sa compétence en pareille matière est connue de tout le monde :

« Je prépare, dit M. Roux, en collaboration avec M. le professeur Stilling un travail pour rechercher la cause intime des récidives... Je regrette de n'avoir vraiment pas assez de temps libre pour dépouiller cinquante histoires de malades assez longues... *Il ne nous est pas arrivé une seule fois de trouver (la résection étant pratiquée à froid) un appendice dans un état faisant supposer une guérison spontanée possible.* »

**OBSERVATIONS**

---

## OBSERVATION I

(Marcy, *Bost. Méd. Journ.*, 1891)

Docteur N., âgé de vingt-neuf ans, a eu une première attaque, à Vienne, en mars 1885. Violente douleur dans la fosse iliaque droite ; élévation de température ; tuméfaction. Durée de un mois.

En mars 1886, à Boston, nouvelle attaque, la première d'une série de huit dans l'espace de huit mois, à des intervalles de trois à six semaines, et plus ou moins violentes.

Le malade lui-même croit une intervention nécessaire et vient la réclamer. Incision de trois pouces de longueur au niveau de la tuméfaction. Péritoine sain ; appendice plus court et plus gros que d'habitude, ne contenant aucun calcul, sans adhérences. Il existait des adhérences au niveau du cœcum, elles furent rompues par l'opérateur. Excision de l'appendice ; sutures au catgut ; guérison persistante en 1891, cinq ans après l'intervention.

## OBSERVATION II

(Mac Burney, *New-York. Méd. Journ.*, 1889)

Jeune fille qui, en moins d'un an, avait eu douze attaques

d'appendicite. — Opération faite dans une période de calme et de santé parfaite pour empêcher le renouvellement des crises. — On trouve l'appendice dilaté et rigide ; la muqueuse légèrement enflammée ; les autres tissus des parois épaissis. — Pas la moindre inflammation péritonéale, ni adhérence. Appendice facilement enlevé, et la malade eut une guérison rapide. — Depuis ce temps, la malade jouit d'une parfaite santé.

## OBSERVATION III

### (Mac Burney, *ibid.*)

Jeune fille ayant eu quatre crises de douleurs abdominales avec vomissements, une sensibilité excessive dans la fosse iliaque droite et une température élevée. — Après la dernière attaque, l'appendice est enlevé dans une période d'accalmie. L'appendice était fortement attaché par des adhérences anciennes à la surface inférieure du mésentère et du cœcum ; Le méso-appendice très court. L'appendice, de couleur foncée, dilaté et mou, contenait quelques calculs fécaux. Deux rétrécissements occasionnaient leur rétention. — Guérison rapide, et, quatre mois après, la malade était dans un état de santé parfaite.

## OBSERVATION IV

### (Wyeth, *Journ. intern. of surgery*, 1889)

Homme de dix-neuf ans, ayant eu quatorze attaques, avec un intervalle de deux mois environ entre deux crises. — Vomissements constants comme symptôme dans toutes les attaques, et, dans la première moitié des cas, on sentait de la fluctuation dans la fosse iliaque, tandis que, dans les dernières crises, il y avait, dans la même région, une résistance à la palpation. La température la plus élevée était de 40°. A ce moment, les vomissements et la douleur étaient des plus pénibles, et le toucher rectal permettait de sentir une petite tumeur occupant le côté supérieur droit du bassin.

Opération. — Incision de six pouces de longueur le long du bord externe du grand droit. Après recherche prolongée, on trouve l'appendice plongé dans le bassin au-dessous de l'artère iliaque et adhérent à cette artère et au fascia iliaca. Les adhérences sont facilement rompues. L'appendice est lié à la soie et excisé. La plaie est fermée à la soie, sauf dans l'angle inférieur où elle est bourrée à la gaze iodoformée. — Température de réaction : 37°,7, tombant bientôt à la normale pour y rester. — Guérison.

## OBSERVATION V

### (Senn, *Journ. amér. méd. assoc.*, 1889)

Homme de vingt-deux ans. — Six attaques, accompagnées de douleurs atroces dans la région iléo-cœcale. — Vomissements et constipation durant de huit à douze jours. — La douleur était très nettement localisée, et au niveau de l'appendice on pouvait circonscrire une zone de sensibilité. Pas de tuméfaction appréciable, mais par la palpation profonde on pouvait sentir comme un cordon dur derrière le cœcum, au niveau de l'appendice. — Opération. — Chloroforme. — Incision de quatre pouces au niveau du cœcum, et parallèle au colon ascendant. On trouve l'appendice derrière le cœcum, non adhérent, son méso très raccourci et très vascularisé. — Péritoine sain. — Appendice uniformément dilaté, donnant une sensation de dureté inaccoutumée. On le résèque après ligature. Le péritoine est cousu sur le pédicule invaginé par une suture continue. — Guérison. — Le malade est maintenant en parfaite santé.

## OBSERVATION VI

### (Porter, *Boston. med. and surg. journ*, 1891)

Frank B..., vingt-six ans, entre à l'hôpital des Massachusetts le 7 décembre 1888. Douleurs violentes dans les régions ombilicale, épigastrique et iliaque droite, pas de tympanisme. Vomissements verts et bilieux et quelquefois marc le café. Temp. 37°6.

Morphine, lavements nutritifs, applications chaudes sur l'abdomen. Le lendemain, tumeur dans la région iliaque, accessible par le toucher rectal. Fluctuation au centre pouvant faire croire à du pus. Opération décidée. Incision parallèle au ligament de Fallope à un pouce au-dessus. Ponction de la tumeur, environ deux onces de pus. Drainage. Guérison. Sortie du malade cinq semaines après l'opération. Moins d'un an après, le malade rentre à l'hôpital pour une nouvelle poussée, disant qu'il en avait eu tant depuis sa sortie qu'il ne les avait pas comptées. Douleur vague dans la fosse iliaque droite, cordon comme une petite prune au niveau de la première cicatrice, un peu de résistance de la paroi. État peu grave, convalescent au bout de dix jours. On lui propose néanmoins la résection, à cause des nombreuses récidives et de l'affaiblissement consécutif. Il accepte.

Opération le 20 décembre 1889. — Incision parallèle à la ligne blanche de 3 pouces de longueur s'arrêtant à 1/2 pouce du ligament de Fallope. L'épiploon est uni à l'appendice par de solides adhérences ; on les sectionne entre ligatures. L'extrémité de l'appendice est adhérente au cœcum et sa paroi est si mince qu'il est rompu en séparant les adhérences ; on l'excise, on cautérise le pédicule et on le recouvre avec l'épiploon. Suture du péritoine, des muscles, du fascia et de la peau. Pansement antiseptique. Guérison rapide sans complications. Température du second jour, 38°2, et, le lendemain, normale. A l'examen de l'appendice, on trouve la paroi adhérente à l'épiploon épaissi. Sa longueur est de 3 cent. 1/4. La surface extérieure est rugueuse, la surface interne unie. L'épaississement porte à la fois sur la muqueuse, la musculeuse et la séreuse. Ce sont des lésions d'appendicite chronique.

### OBSERVATION VII

(Murray, *New-York. Med. journ.*, 1890)

Homme de vingt et un ans, ayant eu sa première typhlite en octobre 1888 ; phénomènes généraux graves faisant penser à la fièvre typhoïde.

Depuis cette époque, les accès se sont reproduits tous les mois à peu près et ont duré plusieurs jours chaque fois, jusqu'en mai 1889. La température variait entre 37°7 et 39°4. Le pouls était à 96 et la constipation opiniâtre, dans la dernière attaque, la plus grave et la plus longue, qu'il eut en septembre 1889, à la suite d'une période d'euphorie de trois mois.

Le 7 janvier 1890, le malade se plaint de ne pas être complètement remis ; il est faible, anémique. On ne constate pas de tumeur nette. L'auteur profite de la rémission actuelle pour inciser à droite du muscle droit, sur quatre pouces de longueur, il trouve l'épiploon adhérent au cœcum ; l'appendice est épaissi, hypertrophié, replié sur lui-même, uni au mésentère et au cœcum par des adhérences qui cèdent du reste facilement. Ligature au catgut de l'appendice à la base. Excision. Guérison complète. Le pédicule avait été nettoyé, touché au thermocautère et saupoudré d'iodoforme. Drainage. Le malade se porte très bien depuis.

## OBSERVATION VIII

### (Porter, *Boston. Med. and surg. journ.* 1890)

W. G. R., dix-neuf ans. Pas d'antécédents morbides. Neuf mois avant l'époque actuelle, première attaque ayant débuté par douleur aiguë dans l'abdomen et plus violente dans la région ombilicale. Nausées et vomissements. Soulagement par la morphine. Le jour suivant, douleur localisée dans la fosse iliaque droite, mais sans tumeur ni résistance de la paroi. Les symptômes s'améliorent graduellement et, en deux semaines, il reprend ses occupations. Après cette première attaque, il en eut huit dans l'espace de neuf mois, variant en gravité et en durée.

A l'examen du malade, on ne trouve rien d'anormal qu'une tumeur du volume d'un doigt pouvant être déplacée avec le bout des doigts et en occasionnant de la douleur, tumeur siégeant dans la fosse iliaque droite. L'excision de l'appendice est décidée, le diagnostic ayant été confirmé par le docteur Schattuck.

L'opération est pratiquée le 14 novembre 1889. Incision parallèle à la ligne blanche et à mi-chemin entre cette ligne et l'épine iliaque antéro-supérieure, 3 pouces de longueur, et s'arrêtant à 1/2 pouce au-dessus de l'arcade de Fallope. En ouvrant le péritoine, on trouve l'appendice épaissi, adhérent à l'épiploon qui le recouvre. Les adhérences sont liées et divisées, ainsi que le méso. L'appendice lié à un quart de pouce du cœcum est réséqué. La cavité du pédicule est touchée au

— 47 —

thermocautère. L'épiploon cousu au cœcum, de façon à recouvrir le pédicule. Les bords du péritoine unis par une suture continue. Les muscles et la peau réunis à la manière habituelle. Pansement antiseptique; potion de café pendant quatre jours. Quelques nausées, petites douleurs. Réunion par première intention. Sutures enlevées au huitième jour. Temp. 37°7 et normale au bout de deux jours. Treize mois sont passés et le malade n'a eu aucune récidive, il a engraissé et a repris son travail. L'appendice enlevé mesuré 4 centimètres. La surface extérieure est rugueuse, la surface interne tout à fait lisse. Aucune cicatrice ni autre marque d'ulcération. Quelques gouttes de mucus dans la cavité. Epaississement général des tuniques de l'organe.

En avril 1891, le malade n'a eu aucune rechute, est dans un état de parfaite santé et vaque à ses occupations.


## OBSERVATION IX
### (Clarke et Smith, *Lancet*, 1890)

Femme de vingt-deux ans, jusqu'alors santé excellente, a une première attaque très grave. Douleur accompagnée de coliques abdominales diffuses. Nausées. Diarrhée légère. Yeux excavés, expression anxieuse, les genoux sont pliés et le moindre mouvement provoque de la douleur. Le ventre est ballonné et très douloureux, pouls : 108. Temp. : 38°6. Convalescence très lente. Seconde attaque environ cinq mois après la première et semblable, sauf que les douleurs sont plus localisées dans la fosse iliaque droite. La convalescence dure des semaines. L'opération est décidée.

Incision de deux pouces à l'extrémité inférieure, au niveau de l'épine iliaque antéro-supérieure et environ un pouce en dedans d'elle. L'appendice rigide et turgescent est enlevé. Les adhérences empêchent l'invagination du moignon. Le péritoine est pris en masse au-dessus de lui et fixé par une suture continue à la soie. L'appendice contenait un liquide grumeleux foncé en couleur, et trois corps qu'on découvrit être des pépins d'orange, couverts de fœces. — Muqueuse épaissie, très vasculaire et couverte de points ecchymotiques, mais pas d'ulcérations. — Musculaire considérablement hypertrophiée

— La malade fut soulagée immédiatement ; elle guérit, et cinq mois plus tard sa santé était excellente.

## OBSERVATION X
### (Nordman-Bridge, *Med. news*, 1890)

Dame ayant eu, quelques mois auparavant, une crise fébrile avec douleur abdominale, surtout à droite, se rétablit et fut, au bout de quelques semaines, reprise de douleurs abdominales avec vomissements et constipation. — Pas de tuméfaction. — Température : 37°,7 à 38°,3. Les cuisses restaient fléchies. La douleur persista des semaines. Les efforts pour s'asseoir étaient très douloureux. Une laparotomie exploratrice fut décidée et pratiquée par Parkes. L'appendice grossi, dur, tendre, projeté en avant, congestionné, fut excisé et contenait trois petits entérolithes et un peu de mucus épais et adhérent. Les parois étaient épaissies. La convalescence fut excellente, et tous les symptômes disparurent.

## OBSERVATION XI
### (Monks *Bost. Med. and surg. Journ.*, 1890)

Garçon de treize ans. — Hernie de l'appendice dans le scrotum, inflammation et gonflement s'étendant à la partie antérieure du côté droit de l'abdomen. — Quinze jours plus tard, les symptômes d'inflammation ont complètement disparu. — On profite de ce moment pour pratiquer une intervention. — Longue incision dans la direction du cordon, étendue jusqu'à l'anneau inguinal, qui est ouvert. — Le cœcum est tiré, et l'appendice excisé. Les bords du pédicule retournés, adossés et réunis par des sutures, et le tout réintégré dans l'abdomen. — L'appendice, examiné par R. Fitz, montre une appendicite chronique adhésive. L'étranglement du sac qui contenait l'appendice avait été le résultat d'une appendicite. — Guérison.

## OBSERVATION XII
### (Hadra, *New-York. Med. record.*, 1890)

Robuste boulanger allemand, âgé de cinquante-deux ans, ayant eu de nombreuses attaques d'appendicite, depuis six

mois, avec coliques et constipation. — Crises enrayées par
opiacés et lavements. — Le malade avait pris l'habitude de se
traiter lui-même. — Le docteur Hadra le vit au moment d'une
crise violente, six semaines avant l'opération. A ce moment,
en plus des symptômes ordinaires, la région cœcale était
résistante au palper ; on ne sentait pas de tumeur nette, mais
il y avait, à deux pouces en dedans de l'épine iliaque, une
place de la grosseur d'un demi-dollar en argent, très sensible à la pression, et que le malade indiquait comme le siège
de la douleur à toutes les attaques.

Opération par incision de six pouces de long, en croissant à
convexité droite. — En ouvrant le péritoine, l'appendice se
présente immédiatement, long de deux pouces, plus gros qu'un
crayon ordinaire, et pourvu d'un méso complet. — Aucune
adhérence. — Le péritoine qui l'entourait semblait légèrement
dépoli. L'appendice est lié près du cœcum et réséqué, le pédicule frotté avec du coton iodoformé et fermé, par trois points
de suture Lembert. — Lésions d'appendicite catarrhale chronique à forme bénigne. — Guérison. — La douleur a disparu,
et il n'y avait pas de rechutes quatre mois après l'opération.

## OBSERVATION XIII
### (Cabot, *Boston, Med. Journ*, 1891)

Jeune homme, robuste, vingt cinq ans. — Il y a un an,
légère attaque, ayant duré quelques heures. — Pendant les
neuf mois suivants, trois attaques nouvelles, très graves,
durant chaque fois plusieurs jours.

*Janvier 1890.* — Douleur abdominale, localisée à la région
iliaque droite ; tumeur de la grosseur de la moitié du poing,
très sensible à la pression. Nausées, vomissements, pouls et
température élevés. — Lavements rectaux ; morphine. —
Durée : 6 jours.

*Le 9 mai 1890.* — Mêmes symptômes, moins la tumeur ;
même traitement. — Durée : 2 jours.

*Le 20 octobre 1890.* — Attaque beaucoup plus forte. Même
traitement. — Durée : 8 jours. — La résection de l'appendice,
dans l'intervalle des accès, est décidée. C'est un voyageur de
commerce exposé à se trouver, au moment des attaques, en

des endroits où les soins seraient difficiles à obtenir. — L'opération est pratiquée le 3 novembre 1890.

Incision longue de trois pouces sur ligne semi-lunaire droite, le milieu de l'incision correspondant au point où l'on sentait l'appendice. Le cœcum est facilement trouvé, tiré au dehors, l'appendice est fortement courbé en arrière sous le cœcum, auquel il est attaché par un court méso. Section de l'appendice entre ligatures à son union avec le cœcum. Sutures de Lembert. Guérison sans incident. Levé le onzième jour, sorti le seizième bien portant. L'appendice était dilaté, ses parois épaissies. Infiltration de toutes les couches par de petites cellules rondes. La muqueuse manquait par places formant des îlots de surface épithéliale.

### OBSERVATION XIV

(Schwartz. *Bull. soc. chir.*, 1891)

M. Schwartz présente à la Société de Chirurgie un appendice enlevé le 17 mars 1891, chez un jeune homme de dix-huit ans, atteint depuis quatorze mois d'accidents douloureux dans la fosse iliaque droite, en poussées survenant tous les mois. Une dernière poussée caractérisée par coliques très vives, constipation, nausées. En février 1892, il était dans une période de calme. On trouvait nettement dans la fosse iliaque droite une tumeur allongée et transversalement couchée, grosse comme le petit doigt, très douloureuse à la palpation, surtout en dehors et plus dure en un point. M. Schwartz put *diagnostiquer une appendicite à rechutes avec corps étranger probable et dilatation kystique de l'appendice*. Le malade réclamait l'intervention.

Laparotomie iliaque. La tumeur n'était autre que l'appendice épaissi, adhérent par toute son extrémité à la fosse iliaque, tandis que la partie cœcale était libre dans la cavité péritonéale. On sentait facilement dans l'extrémité de l'appendice un point dur, mobile. Détachement des adhérences, libération complète de l'appendice. Section à un demi-centimètre du cœcum. Sutures de Lembert sur le petit moignon désinfecté à l'eau phéniquée forte. Fixé par un fil en anse à la paroi abdominale pour le retrouver aisément en cas d'infection. Sutures en étages de la paroi abdominale au catgut. Crin de Florence pour la peau. Pas de drainage.

Appendice en massue, long de 6 à 7 centimètres, parois épaissies. Dans l'extrémité un corps étranger très dur, allongé, ressemblant à un pépin d'orange, probablement un calcul fécal. Pas d'abcès communiquant avec le cœcum.

Revu un an après l'opération par M. Schwartz, le malade était en bonne santé et n'avait eu aucune rechute.

## OBSERVATION XV
### (Jalaguier. *Bull. soc. chir.*, 1892)

Jeune garçon, quatorze ans et demi, pris au mois d'août 1891 d'une première crise d'appendicite. Durée : 15 jours. Depuis cette époque, crises tous les quinze jours ou toutes les trois semaines, nécessitant chaque fois le repos au lit pendant trois ou quatre jours.

Le 7 mars 1892, une nouvelle crise amène le malade à l'hôpital. Douleurs abdominales vives et une plaque d'induration large comme la paume de la main dans la fosse iliaque droite, qui diminua rapidement pour ne laisser subsister qu'une masse arrondie de la grosseur d'un œuf de pigeon au niveau de l'appendice. Crise terminée comme les précédentes par l'évacuation d'une petite quantité de pus dans les selles. Malade gardé en observation six semaines.

Opération le 28 avril 1892, pendant une période de rémission. Incision verticale de 8 centimètres le long du bord externe du muscle droit, on arrive sur le cœcum adhérent à l'épiploon. Résection des adhérences entre ligatures. Appendice recourbé de bas en haut et collé sur la face antérieure du cœcum ; libéré, extrémité terminale renflée en massue contenant un calcul stercoral et des fongosités et communiquant par un petit orifice avec le cœcum. Cet orifice fut avivé à la curette et fermé par deux plans de sutures, un profond au catgut, un superficiel à la soie fine. Le moignon appendiculaire lié à 1/2 centimètre du cœcum, retourné en dedans du cœcum et suturé en adossant séreuse à séreuse. Paroi abdominale fermée par suture à étages. Suites opératoires nulles. Guérison. Sutures enlevées le dixième jour, réunion parfaite, aucune douleur à la pression, aucune induration.

## OBSERVATION XVI

### (Hoegh, *Bost. Méd. and. surg. Journ.* 1891)

Homme, trente-sept ans. Cinq attaques en quinze mois. Douleur localisée à la fosse iliaque. Frissons, nausées sans vomissements. Constipation. Abdomen ballonné. Incapacité de travail, à cause des douleurs constantes. Perte d'appétit. Faiblesse.

Opération. Chloroforme. Incision dans la ligne semi-lunaire droite. Appendice libre dans la cavité péritonéale, long de deux pouces, dur au toucher. Surface séreuse très congestionnée. Lié et réséqué. Suture continue du péritoine au-dessus du moignon retourné. Guérison.

L'appendice contenait un liquide purulent nauséabond, de la consistance de la crème, de couleur brune. Pas de calcul ni de corps étranger. Deux ulcérations avaient envahi toute l'épaisseur de la muqueuse. La séreuse, près du cœcum, était très épaissie.

## OBSERVATION XVII

### (Teale, *Brit. Med. journ.* 1891)

Quatre rechutes depuis le mois de mars jusqu'au mois d'octobre. Masse indurée dans la fosse iliaque droite, avec tympanite et constipation. Cachexie progressive.

Incision de quatre pouces de long, directement sur la tumeur. Celle-ci est constituée par l'épiploon adhérent aux anses intestinales. Après une dissection attentive, l'appendice est lié, excisé. Lavages à l'eau bouillie, drainage. Sutures. Drain enlevé deux jours après l'opération. Guérison rapide et complète en cinq semaines.

## OBSERVATION XVIII

### (Elliot, *Bost. Med. and surg. journ.* 1891)

La malade souffrait, depuis deux ans, d'attaques d'appendicite se renouvelant tous les mois ou toutes les six semaines, de plus en plus graves.

Opération. L'appendice enfermé dans un repli du péritoine, tel que Trèves le décrit. Opération difficile, mais l'appendice fut enfin détaché et enlevé par dilacération. La malade guérit bien, et huit mois après l'intervention elle n'avait pas eu de rechutes.

### OBSERVATION XIX
(Poncet-Destot *Prov. méd.* 1892)

Homme, quarante-cinq ans, pris il y a trois mois de douleurs abdominales qui, brusquement, quinze jours après, se localisent dans la fosse iliaque droite ; puis les symptômes s'atténuent ; néanmoins, il persiste une douleur dans la fosse iliaque et une petite tumeur bosselée qui paraît être l'appendice. La constipation est opiniâtre.

Opéré le 10 juillet 1891. Adhérences nombreuses entre l'épiploon, le cœcum et deux ou trois anses d'intestin grêle. Dissection laborieuse. Résection de l'épiploon entre ligatures. Rupture des adhérences. Appendice se relevant en trompette de la grosseur du petit doigt. Pas de pus. Résection de l'appendice, qui présente dans son intérieur un petit calcul stercoral. La muqueuse est rouge, tomenteuse, boursoufflée, mais pas de pus.

Suites des plus simples. Le malade quitte l'Hôtel-Dieu le 25 juillet, guéri.

### OBSERVATION XX
(Poncet-Jaboulay. *Rec. de chir.*, 1891. 27 cas d'appendicite)

Jeune fille de dix-sept ans, cinq rechutes d'appendicite depuis six mois qu'avait commencé la maladie. Elle était pâle, presque cachectique, condamnée à un repos absolu au lit. On constatait une tumeur dans la fosse iliaque droite. A l'incision, la paroi abdominale est très vasculaire, les artérioles dilatées saignent beaucoup. Après avoir rompu avec les doigts plusieurs adhérences, on trouve l'appendice qui est contourné et fixé aux tissus voisins ; il est excisé. Epaissi, il a la forme d'un battant de cloche. Dans sa lumière, se trouvent trois calculs intestinaux. La muqueuse est fongueuse, et la séreuse très épaissie.

La poche fut tamponnée avec la gaze iodoformée qui faisait la compression hémostatique ; mais elle fut laissée, par inadvertance, pendant trois semaines au contact du cœcum ; lorsqu'on la retira, on constata une ulcération circulaire de cette portion du gros intestin, par où les matières s'écoulaient jusqu'au moment où l'on fit la fermeture par operculisation, c'est-à-dire par la suture séreuse à séreuse de la portion inférieure du cœcum renversée de bas en haut sur l'orifice artificiel.

Cette malade est guérie. Elle a pris, depuis l'ablation de l'appendice, un embonpoint considérable.

## OBSERVATION XXI
### (Routier, *Bull. soc. chir.*, 1891)

Fillette de douze ans, ayant eu quatre attaques d'appendicite, dont une très violente qui avait fait craindre pour sa vie.

Opération faite en dehors de tous accidents, la dernière crise remontant à douze jours. — Cette enfant n'allait jamais à la selle sans éprouver de violentes douleurs dans le ventre. — L'appendice mesure 12 centimètres de long ; il est replié sur lui-même et se dirige en arrière, en haut et en dedans, pour s'insérer par un méso épaissi par des néo-membranes à la terminaison de l'intestin grêle, de telle sorte que, toutes les fois que son insertion cœcale était déplacée, soit par la distension de l'intestin, soit par un mouvement intestinal, cet appendice devait produire une coudure de l'intestin grêle expliquant les douleurs. Il y a, en outre, dans la cavité de l'appendice, un calcul fécal en avant, et, en arrière, un gros caillot de sang noir comme une hématocèle. L'appendice est lié au catgut. — Cautérisation de la muqueuse au thermocautère. — La malade est guérie et se porte bien un an après l'opération.

## OBSERVATION XXII
### (Terrier, *Bull. soc. chir.*, 1892)

H... (Emile), trente ans. — Pas de constipation habituelle. *Le 17 juillet 1891.* — Violente douleur dans la fosse iliaque droite, abdomen tendu, — Pas de vomissements. — Trois jours sans selles, qui reparaissent par l'administration de calomel, — La douleur disparaît au bout de huit à dix jours. — Légère élévation de température au début.

*Le 21 septembre 1891.* — Seconde crise, semblable à la première.

*Le 2 décembre 1891.* — Troisième crise identique, mais sans fièvre. — Dans l'intervalle des crises, santé très satisfaisante.

Dernière crise, *le 20 février 1892*, en tout semblable aux précédentes, apyrétique. Complètement terminée le 5 mars, lors de l'entrée du malade à l'hôpital. Le ventre est souple, indolent, sauf au niveau de l'appendice. En ce point, tuméfaction profonde, difficile à délimiter, et ne pouvant être mobilisée. — Rien au poumon.

Laparotomie, *le 12 mars 1892*, par M. Terrier. — Incision le long du bord externe du droit. Grand épiploon épaissi et adhérent à l'appendice. Section des adhérences entre deux pinces ; décollement assez facile. Aucune lésion sur le cœcum, ni sur l'intestin grêle ; mais l'appendice est épaissi et plus rigide que normalement. Il est sectionné un peu au-dessous de sa base. — Sutures. — Drainage. — Suture des parois en étages. — L'appendice est épaissi surtout sur la muqueuse, qui a conservé sa coloration grise, à part un point où elle est rougeâtre, ulcérée. A ce niveau, perforation, permettant le passage d'un fin stylet métallique. La perforation était momentanément obstruée par l'épiploon adhérent, et les rechutes tenaient peut-être à des poussées d'épiploïte. Le malade n'a pas d'élévation de température. On enlève quelques points de suture au bout de huit jours. La plaie est complètement cicatrisée le 30 mars. Le malade sort guéri le 21 avril. — Pas d'éventration.


## OBSERVATION XXIII

### (Quénu, *Bull. soc. chir.*, 1892)


V..., vingt-huit ans, plombier, pris il y a trois ans, en mai 1889, d'une douleur subite dans la fosse iliaque droite, avec irradiation dans le bas-ventre ; constipation opiniâtre. —

Durée : trois semaines. — En juillet 1891, nouvelle crise avec douleur, ballonnement du ventre et constipation. — Durée , deux semaines. — D'août 1891 à mars 1892, des périodes de constipation de six à huit jours reparaissent de temps en temps, l'obligeant au repos.

Le 15 mars 1892, V... entre à l'hôpital avec douleurs abdominales, diarrhée et selles sanguinolentes. On sent un empâtement à trois travers de doigt au-dessous de l'arcade crurale. — Repos, régime lacté, amélioration. — A l'auscultation, aucun signe de tuberculose pulmonaire. Ventre souple, sauf dans la fosse iliaque droite. On sent là une tumeur de la grosseur du pouce, très douloureuse au toucher.

Opération le 5 mai 1892. — Incision sur le bord externe du droit. — Appendice volumineux, épaissi, coudé sur lui-même et adhérent à la face antéro-externe du cœcum. — Décollement laborieux. — On trouve un petit foyer qui aboutit, du côté de l'appendice, à une perforation, où passe le stylet, et du côté du cœcum, à une ulcération de la grosseur d'une pièce de cinquante centimes. La muqueuse cœcale paraît avoir résisté. — Trois petites ligatures sur des adhérences. — Fermeture de l'ulcération cœcale, par plusieurs plans de suture ; puis, résection de l'appendice. — Procédé à manchette musculo-séreuse. Suture de la manchette ; invagination par suture de Lembert. Sutures en étages de la paroi abdominale. — Suites des plus simples. — Sortie le 30 mai. — Douleurs disparues ; fonctions normales. — Tendance à la constipation. — Appendice très augmenté de volume, renferme une concrétion très dure, d'aspect grisâtre, au niveau de la perforation. — Pas d'autre ulcération à l'œil nu. Au microscope, lésions inflammatoires, surtout dans la sous-muqueuse infiltrée de cellules rondes. — Quelques follicules clos sont très hypertrophiés, d'autres ont éclaté et forment à la surface de la muqueuse de petites ulcérations cratériformes. — Couche musculaire un peu épaissie, avec lésions de sclérose. Séreuse, elle-même, épaissie. — Pas de cellules géantes ; aucune dégénérescence des éléments embryonnaires. — Deux tubes ensemencés sur gélose n'ont donné que du bactérium coli commune.

## OBSERVATION XXIV
### (Due à l'obligeance de M. le professeur Poncet)

M<sup>lle</sup> L...., quinze ans, de Châlons-sur-Saône, très bien portante jusqu'en novembre 1893. A cette époque, sans cause appréciable, première colique appendiculaire, orage péritonéal intense, vomissements, tous les symptômes d'une appendicite aiguë. Quelques semaines après, seconde crise un peu moins violente, puis troisième crise aux premiers jours de février 1894. Examinée quelques jours après par M. Poncet, cette jeune fille présentait à la palpation profonde de la douleur dans la fosse iliaque au-dessus de l'arcade crurale. Pas de tuméfaction, mais on perçoit une sorte de tube allongé et du volume d'une plume d'oie glissant sous les doigts. La palpation à ce niveau est douloureuse.

Opération le 25 février 1894 par M. Poncet, assisté de MM. Curtillet et Lagoutte. Laparatomie iliaque incision péritonéale de quatre à cinq centimètres. On amène facilement entre les lèvres de la plaie le cœcum renfermant des matières solides et des gaz. Une cuillerée à café de liquide séreux s'échappe par l'incision. L'appendice est ainsi amené facilement au dehors entraîné par le cœcum, nulle adhérence. L'extrémité appendiculaire est ovoïde, renflée, olivaire, en forme de battant de cloche, sur une longueur de vingt-cinq à trente millimètres. Le reste de l'appendice est du volume d'une plume d'oie. L'extrémité distendue a sensiblement le volume du petit doigt. Le cœcum est réintégré alors que l'appendice est maintenu au dehors. Ligature et suture du méso-appendice. Section entre deux pinces de l'appendice à sept ou huit millimètres de son embouchure dans le cœcum. Suture de Lembert avec catgut chromique des bords de l'appendice. Immédiatement au-dessous de son embouchure avec le cœcum, ligature circulaire avec catgut très modérément serrée. Suture à triple étage des parties molles avec catgut, suture des bords de la peau avec fil métallique. Pas de drainage. Les suites opératoires des plus simples, la malade a quitté la maison de santé le 8 mars 1894. Depuis lors, M. Poncet a eu fréquemment de ses nouvelles. La guérison est restée parfaite, état général excellent. Aucune manifestation locale.

L'appendice enlevé mesure sept à huit centimètres de longueur, perméable en haut sur les deux tiers de sa longueur, mais le stylet est arrêté au niveau du commencement de la portion dilatée qui a une forme ampullaire. La muqueuse et les diverses tuniques appendiculaires sont notablement épaissies. Au niveau de l'endroit où le stylet est arrêté, il existe un rétrécissement circulaire fibreux comparable à un rétrécissement uréthral. La muqueuse est saine à ce niveau. Au-dessous du rétrécissement, paroi dilatée épaisse de deux à trois millimètres. A l'incision issue d'une cuillerée à café de pus épais et filant. Pas de corps étranger. Piqueté hémorrhagique de toute la muqueuse qui est d'un rose framboisé, semé de petits points rouge brun.

## OBSERVATION XXV

### (Due à l'obligeance de M. Poncet)

M<sup>lle</sup> C., âgée de douze ans, envoyée à M. Poncet le 27 février 1894 par le D<sup>r</sup> Favette de Sain-Bel pour une douleur dans la fosse iliaque droite, s'accompagnant d'une légère claudication qui avait pu faire soupçonner une coxalgie.

Fillette d'aspect malingre qui, depuis le commencement de décembre 1893, fut prise d'une vive douleur dans le ventre à point de départ dans la fosse iliaque. Cette douleur diminua notablement les jours suivants, mais continua à pouvoir être provoquée par la pression et s'accompagna d'une légère boiterie. Depuis lors l'enfant a maigri, son état général a décliné, elle se plaint de constipation opiniâtre, de céphalées, enfin, à deux reprises elle a éprouvé une douleur analogue à la première dans le ventre, du même côté.

M. Poncet diagnostique une appendicite à répétition et propose une intervention qui fut pratiquée le 10 mars 1894 par M. Poncet assisté de MM. Curtillet et Lagoutte.

Incision péritonéale de trente-cinq à quarante millimètres. Le cœcum est facilement amené au dehors. Immédiatement après l'incision du péritoine, issue de l'épiploon qui fait tablier à ce niveau, mais il n'existe aucune adhérence, pas d'épiploïte ni de péritonite. L'appendice mesure treize à quatorze centimètres, il est du volume d'une plume d'oie et ressemble à un gros lombric. Coloration généralement rosée et légèrement bleuâtre en certains points par transparence de la paroi. L'extrémité appendiculaire est de forme conoïde plus résistante que le reste des parois et on y sent par la pression un petit corps étranger. Le méso-appendice est très étendu. Libération de l'appendice ; résection de l'appendice et de trois à quatre centimètres d'épiploon qui saignait un peu. Au niveau de la section appendiculaire issue d'une gouttelette de matière fécaloïde. Désinfection et cautérisation avec une aiguille rougie au feu. Sutures Lembert. Ligature circulaire du pédicule. Suture en étages de la paroi.

La muqueuse de l'appendice est rouge et épaissie dans toute son étendue. Pointillé hémorrhagique en divers endroits. A l'extrémité libre, petite concrétion coquillaire fécale, dure, se brisant sous le doigt, et de deux à trois millimètres de diamètre. Pas de rétrécissement de l'appendice. Réunion par première intention. Départ de l'enfant guérie de la maison de santé le 23 mars 1804.

M. Poncet a revu cette petite malade à diverses reprises. Son état général a subi une véritable transformation. L'enfant est devenue forte, grasse et fraîche. Elle ne se plaint plus d'aucun malaise. Au mois de juillet, trois mois environ après l'opération, elle avait augmenté de six kilos et sa taille s'était accrue de cinq centimètres.

## OBSERVATION XXVI

### (Recueillie dans le service de M. Poncet)

V... Antoine, dix-neuf ans, cordonnier à Lyon. Aucun antécédent morbide.

Premier séjour à l'hôpital, en janvier 1800, pour une péri-typhlite. Durée : 15 jours. — Constipation sans vomissements.

Deuxième séjour, en mars 1802, mêmes accidents, nausées, constipation. Durée : un mois.

Troisième séjour, dans le service de M. Lannois, en avril 1804. Pas de vomissements. Constipation. Durée : un mois. Chaque fois, douleurs vives localisées dans la fosse iliaque droite, sans ballonnement du ventre.

Actuellement, légère douleur à la pression dans la fosse

iliaque droite, au niveau de l'appendice. On sent à ce niveau une petite tuméfaction profonde, allongée en boudin. Le malade se plaint depuis les premiers accidents de légers troubles gastro-intestinaux.

Opération, le 24 mai 1894. Laparotomie iliaque. Après l'éthérisation, on sent très nettement une petite tumeur dure, ovoïde, de la dimension d'une amande. Le cœcum est fixé au péritoine pariétal par la tumeur que le doigt contourne et qui est très adhérente. Aucune lésion du cœcum ni de son voisinage. On mobilise avec l'index et non sans peine la tumeur dure intra-péritonéale qui forme un gâteau inflammatoire constitué à première vue par l'appendice et l'épiploon. On amène le tout au dehors avec le cœcum. En dilacérant avec douceur, avec les doigts, on met au jour un petit abcès d'apparence plus ou moins caséeuse. On libère l'épiploon et on voit la partie de l'appendice voisine du cœcum. On finit par le dégager complètement des tissus indurés qui l'enserrent. Il mesure deux centimètres et demi à trois centimètres; il est très épaissi et induré, avec, sa face interne sur, à trois ou quatre millimètres de son sommet, une petite perforation de deux ou trois millimètres de diamètre. Muqueuse épaissie, jaunâtre, pas de corps étranger. Résection, sutures suivant la méthode ordinaire. Mèche de gaz iodoformée dans l'angle inférieur de la plaie retenue par un fil d'attente et pénétrant jusque dans la cavité abdominale. Le malade part guéri le 13 juin.

A l'examen microscopique, on trouve la musculaire saine, doublée d'une séreuse épaissie qui adhère au tissu fibro-graisseux épiploïque. Dans ce tissu, deux ou trois petites granulations blanchâtres, crémeuses, qui sont de petits abcès miliaires. La muqueuse de l'appendice est vascularisée et injectée. Près de l'extrémité, une perforation de forme ovalaire, à bords épaissis en bourrelets fongueux, vasculaires, se continuant en dedans avec la muqueuse dont le sphacèle est très peu étendu, et en dehors s'arrêtant sur la tranche de l'orifice comme un ectropion de la muqueuse.

## OBSERVATION XXVII

(Recueillie dans le service de M. Poncet)

M... Joanny, dix-huit ans, ébéniste. Envoyé par le D<sup>r</sup> Féa, de Saint-Cyr-au-Mont-d'Or.

A l'âge de douze ans, première atteinte de pérityphlite.
Seconde atteinte, en janvier 1893. Douleur et tumeur dans la
fosse iliaque droite. Vomissements continus. Température :
39°, 40° et 40°8 ; ventre ballonné. Débâcle, le onzième jour,
continuation de la fièvre. Les symptômes s'aggravent, le cas
paraît désespéré, puis tout disparaît en quelques jours. En
octobre 1893, troisième récidive, moins accentuée que la
seconde. Le 15 janvier 1894, quatrième rechute, mêmes
symptômes. Le 30 avril 1894, cinquième récidive. Le ma'ade
entre à l'hôpital le 27 juin pour se faire opérer.

Opération, le 3 juillet 1894. Laparotomie iliaque. La mobilité
du cœcum est très limitée, il paraît maintenu par des adhérences siégeant au niveau de l'appendice. On introduit l'index
dans la cavité péritonéale, on détache, non sans difficulté, les
adhérences qui forment une masse scléro-ligneuse du volume
d'une amande, et qui paraissent constituées par l'épiploon.
L'appendice est englobé dans ce tissu de cicatrice, on amène
toute la masse au dehors. On finit par découvrir l'appendice
en sculptant avec la pointe du bistouri à partir du cœcum dans
les tissus agglutinés qui l'entourent. Il mesure 20 à 25
millimètres de longueur et ressemble à un moignon appendiculaire. Il est déformé et recourbé sur lui-même. A la
coupe, on constate que la lumière centrale est un peu dilatée
et contient une matière mucilagineuse. Pas de corps étranger.
La muqueuse présente en un point une dépression de quelques
millimètres correspondant à une dépression semblable sur la
face externe, c'est évidemment la cicatrice d'une perforation ancienne. La paroi qui a 4 millimètres d'épaisseur
ailleurs, ne présente ici qu'un demi millimètre d'épaisseur. La
sous-muqueuse est infiltrée de nombreuses cellules jeunes.
Quelques follicules clos dégénérés, dont le carmin ne colore
plus les cellules. Les tuniques musculaires sont complètement
bouleversées. Les fibres s'entrecroisent et entre les faisceaux
se trouvent de nombreuses cellules embryonnaires. Les vaisseaux sont atteints d'une endartérite accentuée. La séreuse
enfin est épaissie et contient de nombreux vaisseaux. Au
niveau de la cicatrice, rien qu'un tissu de sclérose infiltré. On
ne trouve nulle part ni cellules géantes, ni follicules tuberculeux.

## OBSERVATION XXVIII

(Schwartz. *Bull. Soc. chir.*, 1894)

Jeune homme de vingt ans, élève de l'Ecole des Hautes Etudes commerciales. Début de l'affection en décembre 1884, violentes doul urs abdominales, vomissements, ballonnement, fièvre intense, formation d'un abcès sous-ombilical ouvert au bistouri le 15 février 1885. Soulagement immédiat. Elimination possible d'un calcul fécal. Fermeture de l'abcès en novembre 1885. Rétablissement complet de la santé.

Six ans après la première crise, en août 1890, réapparition des mêmes phénomènes douloureux, fébriles, avec vomissements et en plus des envies fréquentes d'uriner, de la douleur à la miction. Un nouvel abcès se forme au même endroit que le premier, il s'ouvre spontanément et laisse écouler du pus sans calcul fécal. Cicatrisation complète en février 1891.

Troisième crise en novembre 1893, plus violente que les premières, quoique plus courte. Forte fièvre, adynamie, ballonnement du ventre, dysurie, ténesme vésical. Nouvel abcès ouvert et cicatrisé en quinze jours.

La santé est redevenue bonne, mais le malade, dans la crainte d'un retour probable des mêmes accidents, qui aurait occasionné une interruption dans ses études, vient consulter M. Schwartz sur l'opportunité d'une intervention. L'examen local ne révèle rien d'anormal, à part la cicatrice brunâtre où se sont ouverts les trois abcès sous-ombilicaux.

Une laparatomie exploratrice est décidée et pratiquée le 6 juin. Incision médiane de 8 cent., dont le milieu correspond à la cicatrice. Tissu cicatriciel dense, comblant la ligne blanche, franges épiploïques adhérentes qu'on décolle. On sent alors un cordon arrondi qui, parti de la fosse iliaque droite, vient se jeter dans la paroi et s'y insinuer. On l'attire au dehors et on constate que c'est l'appendice qui amène avec lui le cœcum. Il est accompagné d'une grosse masse épiploïque et n'a pas de méso. On libère péniblement son extrémité terminale encastrée dans la paroi. On résèque la masse épiploïque adhérente. Résection de l'appendice au niveau du cœcum. Procédé à manchette, cautérisation du pédicule à l'eau phéniquée forte. Sutures séro-séreuses. Double plan de sutures pour la paroi. Aucun incident. Lever du malade au dix-huitième jour. L'appendice est long de sept centimètres. Son extrémité terminale est effilée et dépouillée de ses tuniques externes sur une longueur de deux centimètres. Il contient des matières fécales liquides, mais aucun corps étranger. A la coupe, les parois sont un peu épaissies, comme sclérosées.

## CONCLUSIONS

L'appendicite chronique à répétition ou à rechutes est, comme son nom l'indique, caractérisée par la réapparition, à des dates plus ou moins éloignées, d'accidents inflammatoires plus ou moins graves, rappelant ceux de la première attaque appendiculaire.

Cette variété d'appendicite, qui expose à des complications mortelles: péritonite par perforation ou par propagation, sans parler d'autres accidents infectieux graves; peut avoir une durée plus ou moins longue et pendant laquelle, en dehors des crises, le malade est toujours en imminence pathologique.

Les symptômes de cette appendicite sont ceux de l'appendicite aiguë, et nous pensons qu'il est facile de distinguer l'appendicite chronique à répétition dans le plus grand nombre des cas de la typhlo-appendicite tuberculeuse.

En ce qui concerne leur pathogénie, les causes des rechutes nous paraissent complexes. En effet, comme nous le faisait remarquer M. Poncet, en dehors des causes occasionnelles mécaniques, telles que calculs ou corps étrangers ; en dehors des rétrécissements du conduit appendiculaire par épaississement des parois, par couduro, un autre facteur plus essentiel doit intervenir, qui est un processus infectieux, favorisé par les causes ci-dessus précitées, mais dont la cause initiale nous échappe (1).

Le phlegmon appendiculaire est donc sous la dépendance des causes diverses dont nous ignorons la plus importante; nous voulons parler de la virulence pathogène du contenu de l'appendice. Pour M. Poncet, le plus souvent, dans les appendicites à rechutes, il s'agit précisément, sous l'influence d'une cause occasionnelle quelconque, du réveil d'un foyer pathologique mal éteint. L'appendite joue en quelque sorte vis-à-vis du péritoine et des tissus voisins le rôle d'un séquestre vis-à-vis de l'os qui le contient. Nous rapportons vingt-huit observations d'appendicite à rechutes empruntées à la littérature chirurgicale. Quatre sont inédites, recueillies à la clinique de M. le professeur Poncet, et alors que l'on a eu recours comme traitement à la résection à froid de l'appendice, c'est-à-dire à la résection de cet organe entre deux crises appendiculaires.

Le seul traitement vraiment curatif dans l'appen-

---

(1) Voir la communication de M. Poncet à l'Académie de Médecine, *Mercredi Médical* du 5 décembre 1894.

dicite à rechutes est l'ablation de l'appendice malade. Dans nos 28 observations, 26 fois l'appendice a été examiné, on a trouvé 5 fois des lésions d'appendicite chronique pouvant seules expliquer les rechutes ; 7 fois l'appendicite se compliquait de péritonite adhésive ; 9 fois on a noté la présence d'un ou plusieurs calculs ; 5 fois d'une perforation ; 2 fois d'un rétrécissement compliquant l'une des lésions précédentes. Tous ces faits viennent donc témoigner en faveur de l'intervention chirurgicale. Il résulte, en effet, du dépouillement et de l'analyse critique de nos 28 observations que la guérison ne semblait pouvoir être obtenue que par une opération, et que cette opération faite 28 fois a donné comme résultats 28 guérisons.

La résection de l'appendice doit être pratiquée de préférence à froid, nous disons de préférence, car il est bien entendu que nous sommes partisans avec M. Poncet de l'intervention au moment même des accidents aigus, dans l'ignorance où l'on se trouve des accidents graves, parfois mortels, qui peuvent survenir.

L'appendice sera enlevé toutes les fois que la chose sera possible, non dangereuse ; en cas de danger, on se contenterait (Poncet, Quénu) de libérer les adhérences et de modifier le foyer pathologique, soit par le drainage, soit par des pansements à ciel ouvert avec la gaze iodoformée, par exemple.

Le procédé de choix dans cette opération est la laparotomie iliaque, telle que l'a conseillée M. Roux, et telle que la pratique aussi M. Poncet dans tous les cas où il croit devoir intervenir pour des accidents d'origine appendiculaire.

Quant aux traitements médicaux : purgatifs ou opiacés, ils sont les uns dangereux, les autres insuffisants. Ils sont toujours palliatifs, ne suppriment pas la cause et par conséquent compromettent la vie du malade ; ils ne doivent être que le complément du traitement chirurgical.

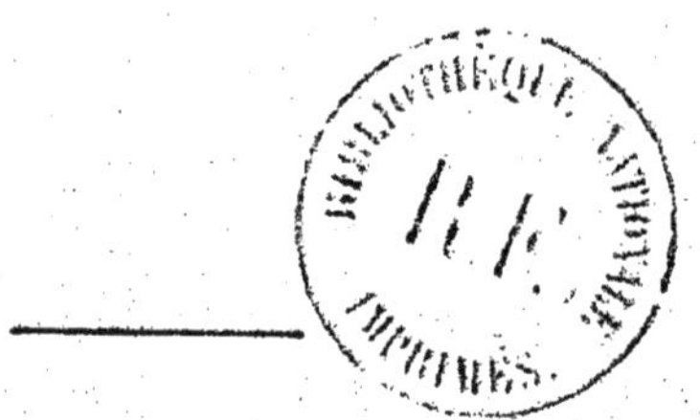

# BIBLIOGRAPHIE

1759 — Mestivier. — *Journ. gén. de méd. et de chir.*
1813 — Wegeler. —                 *ibid.*
1824 — Louyer-Villermay. — *Arch. gén. de méd.*
1827 — Mélier. — *Journ. gén. de méd. et de chir.*
1828 — Ménière. — *Arch. de méd.*
1837 — Burne. — *Méd. chir. Trans.*
1838 — Albers. — *Beobachtungen auf dem Gebiete der Path. und
           path. anat. (Bonn).*
1860 — Munchmeyer, — *Deutsche med. Klin.*
1865 — Blatin. -- *Thèse de Paris.*
1873 — Barré. —         *id.*
1875 — Peaulier. —         *id.*
1885 — Treves. — *Brit. méd. journ.*
1886 — R. Fitz. — *Amer. j. of. méd. sc.*
1887 — Tuffier. — *Arch. gén. de méd.*
1880 — Dennis. — Bridor. — *Med. new.*
   — Gross. — *Corr. Bl. f. schw. Aertze.*
   — Mac Burney. — *New-York méd. journ.*
1890 — Talamon. — *Méd. mod.*
   — Jéou. —         *id.*
   — Porter. — *Boston méd. and. surg. journ.*
   — Schuller. — *Laparatomy and excision des Wurms.*
   — Clarke et Smith. — *Lancet.*
   — Gerster. — *New-York med. journ.*

1890 — MURRAY. — *New-York med. journ.*
  — STIMSON. —     *id.*
  — P. RECLUS. — *Revue de chir.*
  — ROUX (de Lausanne). — *Rev. méd. de la Suisse romande.*
  — DREYFUS-BRISAC. — *Gazette hebd.*
  — TUFFIER et HALLION. — *Arch. gén. de méd.*
  — KRECKE. — *Deutsche zeitschs. f. chir.*
  — MAURIN. — *Thèse de Paris.*
1891 — *Soc. de méd. int. de Berlin in Mercredi médical.*
  — *Soc. clin. de Londres in Semaine médicale.*
  — BENOIST. — *Thèse de Paris.*
  — IVERSEN. — *Deutsche med. Woch.*
  — LE PORT. — *Thèse de Bordeaux.*
  — ELLIOT, PORTER, etc. — *Bost. med. and. surg. journ.*
  — RECLUS, SCHWARTZ. — *Bull. soc. chir.*
  — FERGUSSON. — *Intern. J. of. med. sc.*
  — CONDAMIN. — *Prov. méd.*
1892 — CLADO. — *Arch. soc. biol.*
  — TALAMON. — *Appendicite et pérityphlite.*
  — *Discussion à la Soc. de chir. in. Bull. soc. de chir.*
  — PILLIET. — *Bull. soc., anat.*
  — PONCET-DESTOT. — *Prov. méd.*
1893 — LAFFOROUE. — *Journal int. d'anat. et de physiol.*
1894 — SONNENBURG. — *Deutsche Zeitsch. f. chir.*
  — SCHWARTZ. — *Bull. soc. chir.*
  — PONCET-JABOULAY. — *Revue de chirurgie.*
  — PONCET. — *Comm. à l'acad. de méd. in mercredi méd. du
    5 décembre 1894.*

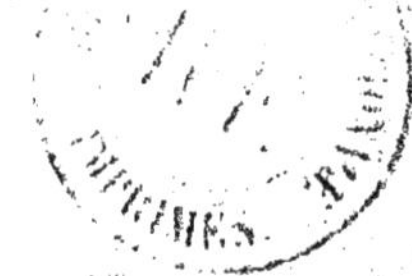

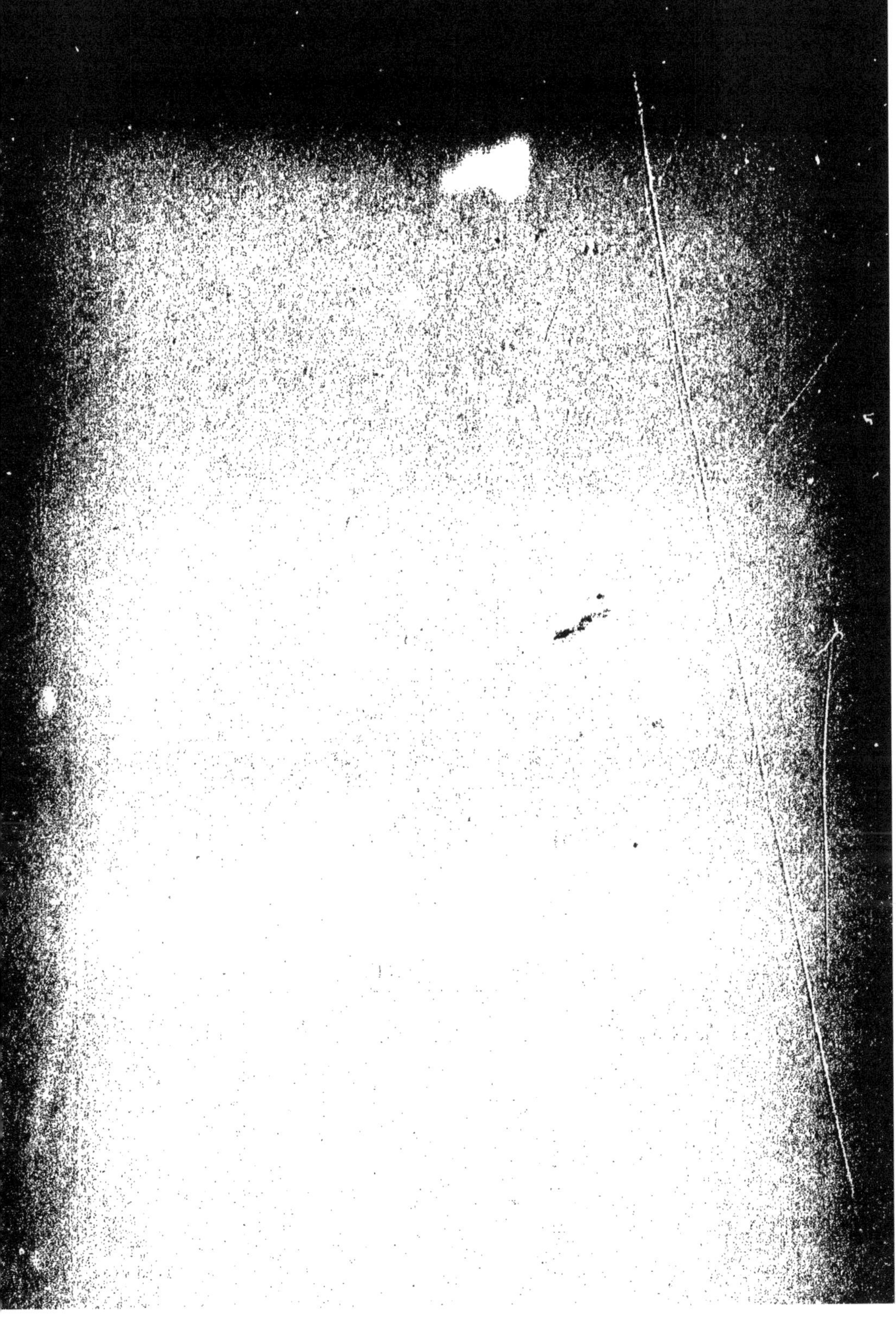

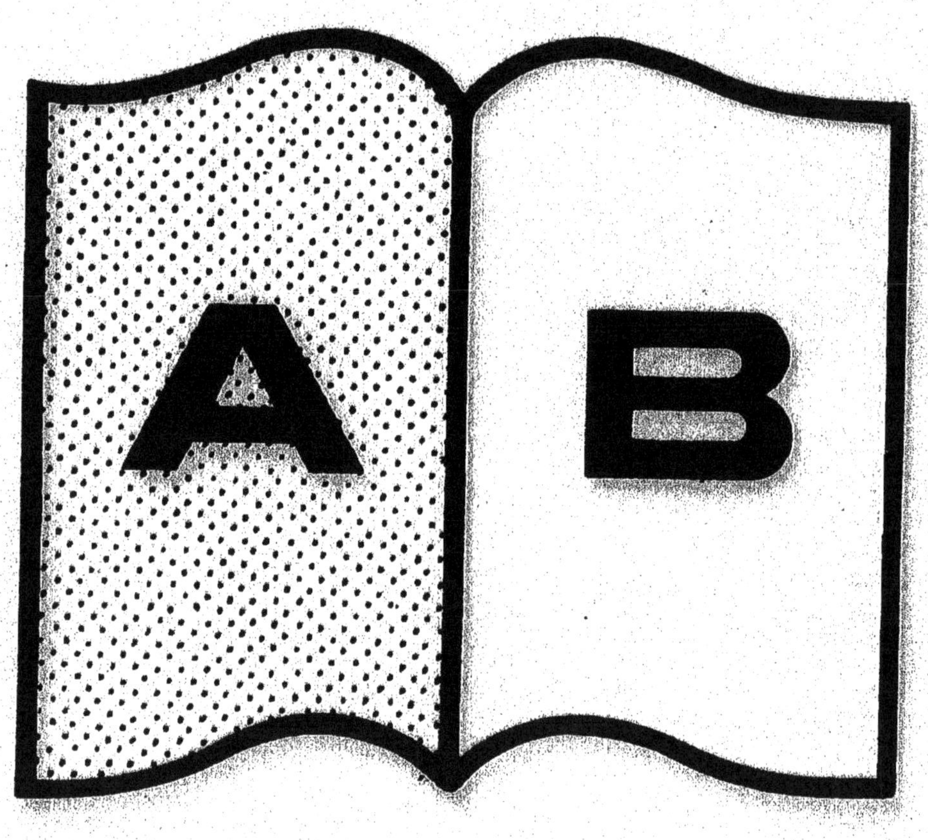


**Contraste insuffisant**

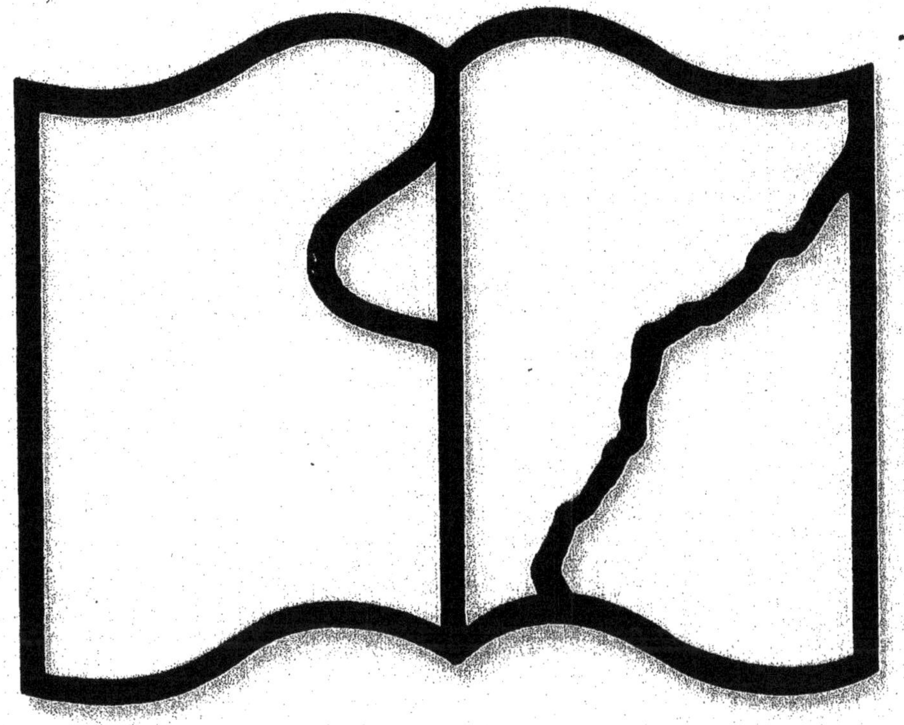

Texte détérioré — reliure défectueuse

NF Z 43-120-11